出土医药文献研究文丛

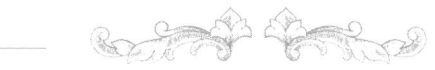

铅翰昭章：敦煌吐鲁番出土本草写本研究

于业礼 ◎ 著

上海科学技术出版社

图书在版编目（CIP）数据

铅翰昭章：敦煌吐鲁番出土本草写本研究 / 于业礼著. -- 上海：上海科学技术出版社，2025.5. --（出土医药文献研究文丛）. -- ISBN 978-7-5478-7090-7

Ⅰ．R281.3

中国国家版本馆CIP数据核字第2025EQ7150号

铅翰昭章：敦煌吐鲁番出土本草写本研究

于业礼　著

上海世纪出版（集团）有限公司
上海科学技术出版社　出版、发行
（上海市闵行区号景路159弄A座9F－10F）
邮政编码 201101　　www.sstp.cn
上海普顺印刷包装有限公司印刷
开本 787×1092　1/16　印张 14
字数 172 千字
2025 年 5 月第 1 版　2025 年 5 月第 1 次印刷
ISBN 978－7－5478－7090－7/R・3227
定价：76.00 元

本书如有缺页、错装或坏损等严重质量问题，请向印刷厂联系调换

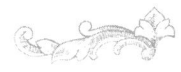

内容提要

本书围绕敦煌吐鲁番出土本草写本展开研究，对敦煌吐鲁番本草写本进行分类整理，共分为敦煌吐鲁番出土本草写本概说、敦煌吐鲁番出土本草写本俗字研究、敦煌吐鲁番出土本草写本抄写研究、敦煌吐鲁番出土本草写本朱墨杂书研究、敦煌吐鲁番出土本草写本与七情表研究五章。本书为敦煌吐鲁番本草文献文本研究提供更为精确的版本依据；本书在研究方法上，综合运用出土医学文献研究、传统古医籍校勘学、文字学及写本学等学科研究方法，为以后进行其他写本医学文献研究提供方法学上的参考；本书还从医理角度对敦煌吐鲁番本草文献难点作详细阐释，对本草文献研究及医学临床有参考价值。

本书可供中医文献研究者、中医院校师生及中医爱好者参考阅读。

自序

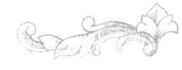

医学写本在敦煌吐鲁番出土写本中只占据很少一部分,按照通常的计数方法,也就是按照馆藏编号,一个编号计为一件,也不过一百多件。加上其他写本中的涉医内容,或者才会多一些。本草写本就更少了,按照本书的统计,是有12件。除去2件本草相关的写本,可完全判定为本草著作残卷的,只有10件。而就是这10件写本残卷,却影响了近现代本草学术史的发展。

中国本草著作最早出现于何时,目前仍存在较大争议。如《汉书》中曾三次出现"本草"之名,而在《汉书·艺文志》所载医学著作中,却无本草著作。出土简帛医学文献中,也未见和后世本草著作相似的内容。仅有阜阳汉简《万物》,载有药物名称及功效,可能是早期的本草著作。也有不少学者提出反对意见,认为可能是医方类或博物类著作。但是在汉代,曾产生过不少本草著作,这是没有争议的,《太平御览》引《吴普本草》中就罗列有前代各种本草著作的名称。很可惜的是,只有《神农本草经》传了下来,成为现存第一部本草著作。其后,应又有一些本草著作产生,或是新著,或是基于《神农本草经》所进行的注释增补等,本草学有所发展。至梁代陶弘景,总结诸说,于是有《名医别录》一书。又在《神农本草经》基础上,增加药物种类,重新分类,并予以注释,于是有《本草经集注》一书。

此后,《本草经集注》就成为主流本草著作,并从唐代开始,政府以国家名义修订本草,一直延续到明代。唐代有《新修本草》(或称《唐本草》),五代有《蜀本草》,宋代有各种版本的《证类本草》,元代有《大元本草》，明代有《本草品汇精要》，成为一条延续不绝的著作链。也因为此，这些本草著作，在一般的古人观念里，其实是一部书，往往就概称为"本草"。而后代本草编成，前代本草旋就不再流行，尤其是刊刻印刷出版的《证类本草》通行后，《神农本草经》《名医别录》《本草经集注》《新修本草》《蜀本草》等书皆很快亡佚。罗振玉先生谓："本草之学，自《唐本草》行而《集注》微，《证类本草》行而《唐本草》又微，逮明李时珍《纲目》行，《证类本草》亦仅存旧椠矣。"即是就此而言。

敦煌吐鲁番出土的本草写本中，有《本草经集注》和《新修本草》的残卷，内容不少，且是十分接近原书体例的朱墨杂书写本，其价值可想而知！早期从事敦煌吐鲁番写本研究的学者，也很快就关注到本草写本，如日本学者中尾万三、渡边幸三、冈西为人等先生，如中国学者罗振玉、范行准等先生，先后或影印题跋，或录文校注整理，出版相关著作多种。至20世纪80年代，马继兴、丛春雨等先生再次将敦煌吐鲁番出土医学写本的研究推向高峰，本草写本也是他们关注的重点。其他如本草著作辑佚、校勘等研究，更是纷纷视敦煌吐鲁番出土本草写本为不可或缺的文本材料。

敦煌出土的另一部本草写本，是唐代孟诜原著、张鼎增补的《食疗本草》，尤其引起日本学者关注，中尾万三等先生不仅在敦煌残卷的基础上辑佚出原书，还梳理中国历代食疗类本草著作的发展，推动了食疗类本草著作的研究，至今不衰。在中国，食疗类本草也同样成为本草学术研究中的主流，仅《食疗本草》一书的辑佚本，就有数十种，甚至由此衍生出"食疗本草学"。

进入21世纪，随着沈澍农先生《敦煌吐鲁番医药文献新辑校》和王兴伊、段逸山师《新疆出土涉医文书辑校》的出版，敦煌吐鲁番出土医学写本的研究，又迎来另一个高峰。相关本草写本的校录整理和内容研究等，也都已臻详尽。有鉴于此，笔者在从事敦煌吐鲁番出土本草写本研究时，只能另辟途径，改从写本学入手，对原卷抄写中的俗字、校改及朱墨杂书等问题进行研究，并借此探讨部分文字语句的校勘以及辨别其作为辑佚材料的具体价值等。将研究结果汇总起来，就是这本小书，零零碎碎，倒也解决了一些问题。更正一些文字的校录自不必说，像对朱墨杂书写本具体操作方法的考察，对《神农本草经》中有无药物毒性内容的探讨等，都在前人的基础上提出一些看法，不能说完全没有意义。另外，如对原文献写本学特征的梳理等，也可为其他中古时期的医学写本文献研究提供借鉴。

在这些年的研究过程中，离不开各位前辈老师们的指导，包括我在硕士、博士、博士后阶段的段逸山、张如青和王兴伊三位导师，还有在北京大学访问期间指导我的陈明老师，以及在学业上一直提携我，而我也一直视之为师的沈澍农老师等，没有他们，根本不会有这本小书的产生。另外，对这本小书相关内容指导过的，还有复旦大学张小艳先生以及中国中医科学院张瑞贤先生等。还有亦师亦友的丁媛师姐，书中不少观点，都是我和她讨论后的结果。同事张苇航、袁开惠、徐双等，也都给过我不少帮助和支持，在此一并致谢。

于业礼

2025 年 2 月

目 录

第一章　敦煌吐鲁番出土本草写本概说　/ 1
第一节　《本草经集注》写本概说　/ 4
第二节　《新修本草》写本概说　/ 27
第三节　《食疗本草》写本概说　/ 40
第四节　其他本草写本概说　/ 46
第五节　敦煌吐鲁番本草写本价值概说　/ 49

第二章　敦煌吐鲁番出土本草写本俗字研究　/ 59
第一节　本草写本中俗字研究的意义　/ 60
第二节　俗字研究与本草写本的校勘整理　/ 68
第三节　俗字研究应注意辨别讹字　/ 82
第四节　本草写本校勘整理的多种方法与原则　/ 87

第三章　敦煌吐鲁番出土本草写本抄写研究　/ 96
第一节　讹文与正讹　/ 97
第二节　脱文与补脱　/ 103
第三节　衍文删除、倒文勾乙、重文及其他　/ 115

第四章　敦煌吐鲁番出土本草写本朱墨杂书研究　/ 121
第一节　朱书起源与本草写本使用情况　/ 121

第二节　本草写本中朱墨杂书使用情况　　　　　　　／128

第三节　敦煌吐鲁番出土朱墨杂书本草写本的价值　　／132

第五章　敦煌吐鲁番出土本草写本与七情表研究　　／146

第一节　七情表的编撰与演变　　　　　　　　　　　／146

第二节　七情旧注与七情表的关系研究　　　　　　　／159

第三节　七情表校勘　　　　　　　　　　　　　　　／173

参考文献　　　　　　　　　　　　　　　　　　　　　／201

第一章
敦煌吐鲁番出土本草写本概说

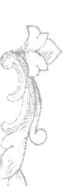

敦煌吐鲁番文献的发现,极大地丰富了我国现存中古时期文献的数量与内容。就医学文献来说,不仅新发现了如《难经》《金匮玉函经》《针灸甲乙经》《脉经》等传世文献较早的版本,还发现了如《明堂经》《张仲景五脏论》《青乌子脉诀》《本草经集注》等已亡佚的古医籍残卷。更难能可贵的是这些残卷大多是雕版印刷以前的写本,保存了古籍写卷的原貌,对于校勘整理、辑佚复原古医籍来说,都是十分重要的依据。如以"朱墨杂书"写成的本草写本,保存了我国古代本草学著作这一独特的形式体例,不仅能够为后世辑佚《神农本草经》《名医别录》《本草经集注》《新修本草》《食疗本草》五部本草学著作,提供文本依据和材料补正,而且也能够解决一些悬而未决的难题,使积年已久的学术争端瓦解冰消。

敦煌吐鲁番出土本草写本,是敦煌吐鲁番文献中重要且有特色的内容,尤其是其中的朱墨杂书写本,保存了本草古籍的原貌,是本草学史研究的重要参考材料。敦煌吐鲁番出土的本草写本,罗福颐曾著录为7件(1953。以各地收藏编号计,一个编号为一件)[1],龙伯坚著录为4件(1957)[2],三木荣著录为8件(1964)[3],马继兴

---

[1] 罗福颐:《西陲古方技残卷汇编》,《中华医史杂志》1953年第1期,第27-30页。

[2] 龙伯坚:《现存本草书录》,人民卫生出版社,1957。

[3] 三木荣:《西域出土医药关系文献联合解说目录》,《东洋学报》1964年第47卷第1期,第1-25页。

著录为9件(1988)[1],后又著录为10件(2005)[2],赵健雄著录为4件(1988)[3],丛春雨著录较完整者7件(1994)[4],沈澍农著录为12件(2016)[5]。其他学者多沿袭以上诸先生之例,最多不超过沈澍农著录的12件。在这12件中,沈先生未列学界新发现的日本龙谷大学图书馆藏《本草经集注》残片(大谷5467(1)R),而命名为《用药总论》的S.4433,共48行,第1~7行抄《集注·序录》中有关服药先后及药物炮制的内容,后41行所写都是医方,实是医方写本。如此一来,在沈先生的基础上增删后,敦煌吐鲁番出土本草写本仍为12件。其中3件藏于日本龙谷大学、1件藏于日本杏雨书屋、1件藏于日本大阪四天王寺、3件藏于英国国家图书馆、2件藏于法国国家图书馆、1件藏于德国柏林国家图书馆、1件藏于中国国家图书馆。按出土地又可分作敦煌藏经洞出土9件,吐鲁番和其他地区出土3件。按内容分类,则可分为《本草经集注》残卷3件、《新修本草》残卷6件、《食疗本草》残卷1件和其他2件四类。

列表统计如表1-1：

表1-1 敦煌吐鲁番本草文献概况

序号	编号	名称	出土地	馆藏	缀合情况
1	龙530	《本草经集注·序录》残卷	敦煌藏经洞	日本龙谷大学图书馆	
2	Ch.1036V	《本草经集注》虫兽下残卷	吐峪沟	德国柏林国家图书馆	可与大谷5467(1)R缀合

[1] 马继兴:《敦煌古医籍考释》,江西科学技术出版社,1988。
[2] 马继兴:《敦煌医药文献辑校》,江苏古籍出版社,1998。
[3] 赵健雄:《敦煌医粹——敦煌遗书医药文选校释》,贵州人民出版社,1988。
[4] 丛春雨:《敦煌中医药全书》,中医古籍出版社,1994。
[5] 沈澍农:《敦煌吐鲁番医药文献新辑校》,高等教育出版社,2016。

续 表

序号	编号	名 称	出土地	馆藏	缀合情况
3	大谷5467(1)R	《本草经集注》虫兽下残卷	交河故城(?)	日本龙谷大学图书馆	可与Ch.1036V缀合
4	BD12242	《新修本草》序例卷首残卷	敦煌藏经洞	中国国家图书馆	可与羽40缀合
5	羽40	《新修本草》序例卷上残卷	敦煌藏经洞	日本杏雨书屋	可与BD12242缀合
6	P.3714	《新修本草》卷十残卷	敦煌藏经洞	法国国家图书馆	
7	S.4534	(甲)《新修本草》卷十七残卷,(乙)《新修本草》卷十八、卷十九残卷	敦煌藏经洞	英国国家图书馆	甲段可与S.9434缀合
8	S.9434	《新修本草》卷十七残卷	敦煌藏经洞	英国国家图书馆	可与S.4534甲段缀合
9	P.3822	《新修本草》节录本残卷	敦煌藏经洞	法国国家图书馆	
10	S.76	《食疗本草》残卷	敦煌藏经洞	英国国家图书馆	
11	S.5968	亡名氏本草序例	敦煌藏经洞	英国国家图书馆	
12	残影330	佚名古医籍著作本草部分	吐鲁番地区	日本大阪四天王寺	

以下将对敦煌吐鲁番出土本草写本概貌、具体内容及既往研究情况等作详细说明。

第一节 《本草经集注》写本概说

《本草经集注》为南北朝时期齐、梁间陶弘景(隐居)所撰,经尚志钧等研究,撰写年代约在齐永明十年(492)至齐永元二年(500)之间[1]。日本学者真柳诚等研究认为原书有三卷本及七卷本两个系统[2]。但不管是三卷本,还是七卷本,其卷一均为"序录",具体包括陶隐居序、陶隐居对《神农本草经》序的阐释、合药分剂料治法、诸病通用药、解毒药、服药次序、药不入汤酒等内容。余为具体的本草药物条文,在《神农本草经》三百六十五种药物基础上,汇集前人成果,重加注释,并续增药物三百六十五种,合载药物七百三十种。按玉石、草木、虫兽、果菜、米谷等重新分类,每类下则保留《神农本草经》上、中、下三品分类法,这种分类方法,也成为后世本草著作分类的范式。

《本草经集注》也是第一次引入"朱墨杂书"书写形式的本草著作,以朱笔写《神农本草经》文,以墨笔注释。墨笔中,又分大小字,小字为陶氏对《神农本草经》的注释之文,大字为《名医别录》文及新增药物条文。后文第四章有详细研究,兹不赘。

《本草经集注》的亡佚时间,尚志钧认为约是在北宋末年[3],或是。但由于本草著作独特的编撰形式,其内容大多保留在宋代本草著作《证类本草》中。最先对《本草经集注》进行辑佚的是日本学

---

[1] 尚志钧、尚元胜:《本草经集注(辑校本)》,人民卫生出版社,1994,第3页。

[2] 真柳诚:《3卷本『本草集注』と出土史料》,《日本医史学杂志》1993年第39卷第1期,第26-28页。

[3] 尚志钧:《本草人生——尚志钧本草论文集》,中国中医药出版社,2010,第58页。

者森立之及其子森约之，未刊行。目前国内影印出版有其稿本[1]。其次为中国学者尚志钧、尚元胜辑本，也是目前国内学界通行本[2]。尚辑本所据材料，包括各种传本的《证类本草》，以及敦煌吐鲁番出土本草写本，日本存《新修本草》残卷等，内容可谓充实，当然也存在不少问题。2023年，王家葵辑本问世，是目前最新的研究成果[3]。

敦煌吐鲁番出土《本草经集注》写本共有三个残卷（片），分别为日本龙谷大学所藏的龙530和大谷5467(1)R，以及德藏Ch.1036V。

一、龙530

龙530全长17米，正、背书写，内容由三部分组成：背面为《比丘含注戒本》的序文，正面首为《大智度论》的部分文字，后面是本草著作残卷。属于本草著作残卷的部分"系以宽四〇公厘、长二八公厘之纸合订而成，每张纸有高二二·八公厘之格子，每格宽度为二·二公厘。每张纸均为十八行，每行之字数不定，大字为十二～十九字，小字为二十五～三十字"[4]，共存722行文字[5]。卷首残包括书名、卷数及正文起

---

[1] 据冈西为人介绍，森立之、森约之父子辑本《本草经集注》现存两种版本：一种为稿本，一种为誊清本。目前国内影印出版的有《中国本草全书》第五册和郭秀梅、王少丽整理，学苑出版社于2003年出版的《本草经集注》（共七册）两种，均为原稿本。

[2] 尚辑本《本草经集注》最早由皖南医学院科研科油印出版，1963年及1985年各出版一次，后被纳入"中医古籍整理丛书"，内容有所扩充，由人民卫生出版社出版（1994）。近年又续有重版印刷。

[3] 王家葵：《本草经集注（辑复本）》，凤凰出版社，2023。

[4] 此段描述见于冈西为人《关于复原新修本草之考察》[冯作民译，那琦校正，附于《重辑新修本草》后，中国医药研究所1964年出版，第15页]中，冈西先生亲见此文书原件，其描述当可信，故今仅转引原文至此，不作改动。

[5] 本书所有计算所存文字行数均是大字1行作1行、小字2行作1行计。因个别大小字的差异，不同学者对龙530行数计算也有所不同，如马继兴（1994）计为721行、沈澍农（2016）计为724行等。

首在内的3~4行。卷末记有"《本草集注》第一序录华阳陶隐居撰"及"开元六年九月十一日尉迟卢麟于都写本草一卷辰时写了记"等字样,可知该文献内容为"《本草经集注》第一",即《本草经集注》卷一序录部分。

《本草经集注》是对《神农本草经》的阐释和发挥,除保存《神农本草经》内容外,也集中体现了《神农本草经》自成书后到陶弘景以前这段时间本草学史上的大部分成就,基本构建完成了本草学的理论框架。而且陶弘景还将"朱墨杂书""子注"等形式引入本草学著作中,成为后世本草学著作的固定体例,延续上千年,直到明代李时珍著《本草纲目》才发生了较大的变化。

与其他敦煌吐鲁番本草写本相比,龙530保存较为完整,除极少几处残损、修补以及标题和起首一段文字(共32字)因裁剪丢失外,基本完整地保存了《本草经集注》第一卷序录的全部内容。另外,龙530体现出来的写本学特征也十分明显,如大量使用俗字、以朱墨杂书形式抄写等,抄写内容上出现讹误和正讹、脱漏和补脱、倒文和调整、重文等现象也较多,对于敦煌吐鲁番医学写本乃至敦煌写本文献学的研究都具有代表性意义。而且龙530的发现和收藏等流传情况也十分有序,研究者众多,在敦煌吐鲁番文献中也属于影响较大的写本之一。

既往学者对龙530的研究集中于图版影印、录文整理和具体研究等多个方面,以下作详细梳理和评述。

1. 图版影印　龙530是由橘瑞超、吉川小一郎等组成的第三次大谷探险队在1911—1912年从王圆箓手中购得,带往日本,原由大谷光瑞收藏,后转存于日本龙谷大学图书馆。由于该残卷基本上完整地保存了《本草经集注·序录》的内容,从发现之初就引起学者的重视。首先是照片的公布,早在1915年,罗振玉就根据所得小川琢治摄影的照片,影印收录在《吉石盦丛书》第一集中,题作"开元写本本草集注序录残卷",并加以跋语[1]。但由于刻印条件有限,不够清晰,许多旁注小字和标记符号脱落,或不能辨识。1955年范行准据《吉石庵丛书》原样大小加以复印,由群联出版社出版,成为后来国内学者研究的基础[2]。在日本方面,1997年学者上山大峻按照原写本大小黑白影印出版,分图版篇与解说篇两部分。图版篇除影印同属于龙530的《本草经集注》《比丘含注戒本》和《大智度论》外,还附录德藏吐鲁番出土《本草经集注》残片(即Ch.1036V)。解说篇由藤枝晃《写本解题》、赤崛昭《敦煌本〈本草集注〉解说》、樱井谦介和小林清市《〈本草集注〉关连资料考异》《〈本草集注〉序录·释文》组成[3]。陈明曾为该书写作书评,有详细介绍[4]。以上均为黑白影印,第一次彩色影印出版是在2013年,由郭秀梅主编、真柳诚监修,学苑出版社出版[5]。但该次影印与原图版色差较大,部分朱笔内容仍不能辨识,实为可惜。且该次影印行数编排不确,计作734行,是误将部分小字认作大字,亦计为一行所致。至沈澍农《敦煌吐鲁番医药文献新辑校》书中,再次收录龙530图版,国内才有较为清晰的彩色图版可用[6]。

2. 录文整理　图版的公布,方便学者进行更多的研究,而学者研究最为用力的当是对该写本的录文整理。

在录文整理上,范行准据《吉石盦丛书》所载照片对该写本进行了第一次校注整理,校勘精当,注解详审,显示了范先生不凡的功

---

[1] 罗振玉:《吉石盦丛书》(第一集),1914。
[2] 陶弘景:《本草经集注》,群联出版社,1955。
[3] 龙谷大学佛教文化研究所编,上山大峻责任编集:《敦煌写本〈本草集注序录〉〈比丘含注戒本〉》,法藏馆,1997。
[4] 陈明:《敦煌写本本草集注序录·比丘含注戒本书评》,载《敦煌吐鲁番研究》第四卷,北京大学出版社,1999,第624-628页。
[5] 郭秀梅主编,真柳诚监修:《本草集注序录》,学苑出版社,2013。
[6] 沈澍农:《敦煌吐鲁番医药文献新辑校》,第526-562页。

底[1]。但范先生的整理本未能完全出版,王重民《敦煌古籍叙录》"本草集注序录"下按语:"中西医药第三卷第一、三、四期有范行准敦煌石室六朝写本本草集注序录残卷校注一文,可参考。"[2]今据《中西医药》杂志,范先生的整理本至"凡方云半夏一升者……地肤子一升,四两为正。此其不同也"止,即至第 393 行止,第 394 行至 722 行的内容未见。

范先生之后,马继兴、丛春雨、陈增岳等都对龙 530 进行过重新录文、校注整理的工作[3]。尚志钧、王家葵在辑佚《本草经集注》一书时,也对这部分的内容进行了校注[4]。冈西为人重辑《新修本草》一书,第一卷的序录部分也以该写本为底本完成[5]。另外,沈澍农在马继兴、丛春雨、尚志钧等录文的基础上进行了部分校正,指出三位先生不妥之处共 16 条,对该写本进行更精确的文本释读[6]。沈先生同时也对该写本进行了重新整理,于 2016 年出版[7]。加之上文提到的樱井谦介、小林清市《〈本草集注〉序录·释文》,目前该写本共有五种录文整理本和两种以之为基础的辑佚本。

但一方面由于所使用图版不够清晰等客观原因,使得所整理的

---

[1] 范行准:《敦煌石室六朝写本本草集注考》,载段逸山主编《中国近代中医药期刊汇编》,第 5 辑,上海辞书出版社,第 12 册第 299 - 312 页、第 470 - 480 页,第 13 册第 28 - 52 页。

[2] 王重民:《敦煌古籍叙录》,中华书局,1979,第 152 页。

[3] 马继兴:《中国出土古医书考释与研究》(中卷),上海科学技术出版社,第 633 - 680 页;丛春雨:《敦煌中医药全书》,中医古籍出版社,第 380 - 440 页;陈增岳:《敦煌古医籍校正》,广东科技出版社,2008,第 162 - 212 页。

[4] 尚志钧:《本草经集注(辑校本)》,第 1 - 126 页;王家葵:《本草经集注(辑复本)》,第 1 - 86 页。

[5] 冈西为人:《重辑新修本草》,中国医药研究所,1964。《中国本草全书》第四册全文影印收入该书,可参考。

[6] 沈澍农:《〈本草集注·序录〉文本辨正》,《医古文知识》1996 年第 4 期,第 23 - 26 页。

[7] 沈澍农:《敦煌吐鲁番医药文献新辑校》,第 563 - 588 页。

文字仍非尽善,还有许多可商榷的余地。如范行准、丛春雨、马继兴等对龙530的整理,所使用的图版均是罗振玉收录于《吉石盦丛书》中的黑白图版。陈明曾将该图版与上山大峻影印出版的图版进行比对,发现存在整行脱落、旁注小字脱落、标记符号脱落等问题[1]。整理者虽多以后世本草著作,如《证类本草》等对脱落的内容进行了补充,但仍有不足之处。另一方面,由于前辈学者所做的都是开创性的工作,难免会在研究方法等方面有一些不妥之处。如未能对该写本中所使用的俗字进行深入研究,造成一些字的辨识有误;或径以后世文献对残卷异文进行校改等,都亟须当今学者在继承前辈经验的基础上,吸取写本学等其他学科领域方法学上的技巧予以完善。

3. 抄写时间　日本学者小川琢治是最早对龙530进行研究的学者,其文由郑师许翻译,发表在1930年《科学月刊》第二卷第78期[2]。小川先生文章的重点在于对中国古代本草著作进行考察,涉及该写本的研究不多,主要集中于对其书写时间的探讨。如他认为尾题"开元六年"等两行文字墨色与全文不一,系后人所增,不可据此以为即是开元写本。小川先生又从该写本的书法、避讳字等方面入手,认为当是六朝时期写本。理由如下:

> 一为书法不同,而文中所有唐代天子的讳字,没有避改阙尽;二为此本所用此纸张的废纸,其里面所写的《大智度论》,即为极讲究的唐写经。此为极有力的旁证。

这一观点得到范行准、丛春雨的认同。马继兴则根据该写本中不避讳"治"字,把该写本的抄写年代推延到唐以前[3]。

---

[1] 陈明:《敦煌写本本草集注序录·比丘含注戒本书评》,载《敦煌吐鲁番研究》第四卷,北京大学出版社,1999,第624-628页。

[2] 小川琢治:《本草学的起源及神农本草经》,郑师许译,《科学月刊》1930年第二卷第78期,第113-129页。

[3] 马继兴:《中国出土古医书考释与研究》(中卷),第633页。

但针对文末两行跋语与正文墨色不一的问题,梁茂新认为是落笔书写前后不同所致;并通过文字比较,认为书法特点与正文基本一致。梁先生还驳斥小川先生认为该写本不是唐写本,却又说"其里面所写的《大智度论》,即为极讲究的唐写经"是自相矛盾,不可为据。所以梁先生认为文末的跋语是可信的,"开元六年"就是该写本的抄写年代,抄写者就是尾题中的"尉迟卢麟"[1]。日本学者真柳诚以及国内学者叶红璐、余欣、陈增岳等与此观点一致[2]。

目前来看,梁先生的观点应当是正确的,但论证仍缺乏直接的证据,所以一直未能得到学界重视。今可从避讳字的角度为其补证。

前辈如小川琢治、范行准、马继兴等先生都提到该写本不避唐讳,所以判定其抄写时间在唐以前。但经过仔细梳理之后发现,该写本并非"不避唐讳",只是其中出现的避讳字较少,且较为隐蔽,所以前辈学者都未能发现。而避讳字的使用,正是判定该写本抄写年代最有力的证据。今将龙530中出现的避讳字,或可能为避讳字的字例全部梳理出来,举例如下:

(1)第533行"榆叶"的"叶"字写作"枽"。陈垣《史讳举例》卷八第七十六《唐讳例》:"世改为代,或为系,从世之字改从云,或改从曳。"[3]张涌泉《敦煌俗字汇考》"叶"字条下:"枽,为叶的避讳改形字。"[4]这在敦煌大部分有明确纪年的残卷中都能找到字形书证,不一一举例。

---

[1] 梁茂新:《本草集注写本年代考异》,《中华医史杂志》1983年第13卷第3期,第181-182页。

[2] 真柳诚:《3卷本『本草集注』と出土史料》,《日本医史学杂志》1993年第39卷第1期,第26-28页;叶红璐、余欣:《敦煌吐鲁番出土〈本草集注〉残卷研究述评》,《中医研究》2005年第18卷第6期,第57-60页;陈增岳:《敦煌古医籍校正》,第162页。

[3] 陈垣:《史讳举例》,中华书局,2012,第204页。

[4] 张涌泉:《敦煌俗字汇考》,载《敦煌俗字研究》,上海教育出版社,2015,第511页。

（2）第9行"到于今赖之"，《政和本草》《大观本草》并作"民到于今赖之"；第232行"殆不复售"，《政和本草》《大观本草》并作"世不复售"，以及第4行、120行、121行三处出现"疗"字，都有可能是因为唐人避太宗"民、世"字、避高宗"治"字等讳缺字、改字而造成的[1]。

（3）其他还有如第89行"衷"字写作"![]"，该字有两种可能：一种是识作缺笔避讳字。敦煌文献中，"衷"字避讳时见缺中间一竖作"哀"形，如罗振玉跋敦煌本《文选》云："《王文宪集》序内，衷字缺笔作哀，为隋代写本，尤可珍。"[2]是指隋高祖杨坚父讳"忠"而言。但尚未见像此处缺上部一点一横以及左下一撇的字形。另，除隋高祖外，唐代高宗朝第一位太子亦讳"忠"字，此处也不能确知是避隋讳，还是唐讳。还有一种是识作减少笔画而形成的俗字。目前所见"衷"字的俗字形，减少上部一点一横的有"![]"形，见《碑别字新编》引《魏元珍墓志》；减少上部一点及左下一撇的有"![]"形，见《碑别字新编》引《隋门下坊录事张相墓志》。以此类推，则"![]"或可视作"衷"的又一俗字形。但即使是识作俗字，其产生的原因也不无可能是因为避讳缺笔。

另外，还有一个字虽不是避讳字，但也能够为龙530书写年代的判定提供证据。即该写本第656行"地榆"的"地"字，写作"![]"形。该字形上部从"山"，下部从"土"，中间的部分又可与下部连在一起作"生"形。"地榆"系药物名称，联系文义，该字作"地"无疑。而其从"山"从"土"，只有可能是从武周新字"埊"演变而来，可认为是"埊"字的俗写之形。如此，则该写本的书写时间应不早于武周新字的使用时间——载初元年（690）[3]。这离该写本尾题的"开元六年

---

[1] 避讳改字，往往所改之字与讳字意思相近，第232行"世不复售"作"殆不复售"，因避讳改"世"为"殆"的可能性比较小，此处存而待考。

[2] 罗振玉：《雪堂类稿·乙·图籍序跋》，肖文立校，辽宁教育出版社，2003，第344页。

[3] "埊"字是否在武则天之前就已经使用，目前仍存在一定争议，如董作宾、王恒余据《玉篇》认为武周前即有是字。详见赵红：《敦煌写本汉字论考》，上海古籍出版社，2012，第128-129页。

(718)"仅有28年之差,再联系梁茂新等提供的证据,则判定该写本尾题的"开元六年"确是其书写时间,应当是可信的。

至于为何该写本中仅有以上所举较少的这几个字作避讳之形,其他如"渊、虎、治"等字大多不避讳,这有可能与唐代避讳较为宽松有关,也可能是因为该写本非是官方写本,书写较为随意;也可能是由于我们现在无法得知的某种原因。

在敦煌文献中,与此例相类只存在极少避讳字、而大量讳字均不避的写本还有很多。如S.10《毛诗郑笺》,王重民考察其不避唐讳,定为六朝写本。窦怀永却发现其中"鲍有苦叶,济有深涉"等句中"叶"字写作"菜"形,据此称其"以不避为主",判定年代在唐高宗以后,陷蕃以前[1]。窦氏之所以判定其年代在唐高宗朝以后,是因为唐高宗朝以后,避讳渐渐宽松。其他还有S.85《春秋左传杜注》、P.2523《春秋经传集解》等,或可作为一类汇总,进行深入研究。

4. 抄写者考辨　因相关材料缺失,既往学者对龙530的书写者尉迟卢麟都未作研究。上文已判定龙530尾题可靠,书写者即是尉迟卢麟,书写于当时的都城长安。尉迟卢麟无考,但在唐代,都城长安有许多姓"尉迟"的人物,如向达、岑仲勉等先生都曾指出,"尉迟"乃于阗国姓,姓尉迟者,多出于于阗[2]。如此,则尉迟卢麟应也是于阗人。

龙530写于都城长安,如何入藏于敦煌藏经洞?既往研究者多有推测,但都没能说得清楚。若抄写者尉迟卢麟为于阗人,则这一问题

---

[1] 窦怀永:《敦煌文献避讳研究》,甘肃教育出版社,2013,第256-257页。
[2] 参见向达:《唐代长安与西域文明》,湖南教育出版社,2010,第7-10页;《元和姓纂》(附四校记),岑仲勉校,郁贤皓、陶敏整理,中华书局,1994,第1203页等。不过对于此说,如今学者多提出争议,如赵和平:《尉迟氏族源考——中古尉迟氏研究之一》(《敦煌吐鲁番研究》第十四卷,2014,第245-260页)、《于阗尉迟氏源出鲜卑考——中古尉迟氏研究之二》(《敦煌研究》2014年第3期,第201-212页)两文以及刘森垚:《中古尉迟氏源流及其墓志再考》(《西北民族论丛》第十七辑,2018,第50-66页)等。

便迎刃而解。敦煌与于阗关系密切,有较多经济和文化交流往来,在医药方面也有直接的交流[1]。尤其是在归义军时期,于阗和归义军政权下的敦煌往来更多。有较多于阗人在敦煌出现,莫高窟中也存有于阗皇室开凿的洞窟[2]。在这种背景下,由于阗人尉迟卢麟书写的《本草经集注》传入敦煌,最后入藏于藏经洞,就很好理解了。

关于龙530的书写,还有一个疑惑,是唐政府于显庆四年(659)编成《新修本草》一书,代替原有的本草书流行于世。至开元六年(718),已过去近六十年的时间,《新修本草》应已在全国普及,为何身在都城的尉迟卢麟还会书写《本草经集注》一书?陈昊曾关注过这个问题,认为可能是由于国家意志和士人阅读习惯之间的差异造成[3]。也就是说,一般士人并不会按照国家意志去阅读和抄写医书。这是很有道理的。不过书写一部《本草经集注》并非易事,若考虑到尉迟卢麟是于阗人的身份,他在开元六年(718)书写《本草经集注》一书,很有可能是为了保存文献资料,而并非只是作为普通阅读的书籍使用。

5. 罗振玉《本草集注序录跋》再辨　罗振玉的跋语写于1916年,是国内对龙530最早的研究。罗先生的跋语见《雪堂校刊群书叙录》卷下,又见王重民《敦煌古籍叙录》[4]。其内容是对龙530的介绍以及龙530与《证类本草》引陶隐居序的比较研究,名言如"本草之学,自《唐本草》行而《集注》微,《证类本草》行而《唐本草》又微,逮明李

---

[1]　陈明:《汉唐时期于阗的对外医药交流》,《历史研究》2008年第4期,第17-39页。

[2]　张小刚:《再论敦煌石窟中的于阗国王与皇后及公主画像——从莫高窟第4窟于阗供养人谈起》,《敦煌研究》2018年第1期,第48-61页。

[3]　陈昊:《身分叙事与知识表达之间的医者之意》,上海古籍出版社,2019,第266页。

[4]　罗振玉:《雪堂校刊群书叙录》卷下,江苏广陵古籍刻印社,1998年影印本,第36-38页;又见王重民《敦煌古籍叙录》,中华书局,1979,第151-152页。

时珍《纲目》行,《证类本草》亦仅存旧椠矣"即出于此。

罗先生的跋语曾引起众多学者的关注,如范行准、渡边幸三等都有所辨述,渡边先生还著专文就《证类本草》的文献学意义与书写形式,以及《本草经集注》的卷数等与罗先生商榷[1]。今在范先生、渡边先生基础上,就罗先生跋语中的两个问题稍作探讨。

(1)《证类本草》对《本草经集注》序录并非只是简单照抄,其增删改动之处是否为当仍需进一步分析。

该跋中罗先生据"如霍乱之后,次呕吐,次转筋;隐居原书,霍乱标目乃大字直行,呕吐及转筋乃小字横行,盖霍乱是标目,呕吐转筋乃霍乱条之子目,因霍乱而呕吐转筋也。《证类》则霍乱呕吐转筋三目,并为大字,误析一病为三"等,认为"作《证类》者改窜隐居序例,攘为己有,故不著其所自出。又改所不当改,增所不当增"。罗先生此说不无道理。但从现有资料来看,《证类本草》对《本草经集注·序例》并非简单地照抄,而是有所增删改动,至于增删改动之处是否为当,仍需进一步分析,不能简单地称为"改所不当改,增所不当增"。

又如罗先生言龙530中"呕吐及转筋乃小字横行","呕吐"与"转筋"四字为何作小字横行,除可认为是"子目"外,从龙530的抄写特点来看,也很有可能是因为漏写后补脱所致。

(2)提出宋人编修《证类本草》时未见《本草经集注》的观点仍需谨慎。

罗先生认为"作《证类》之人,似未见陶氏原书",证据是"《证类》竟以朱墨点记始于唐本,不知实昉于隐居,是作《证类》者未见原书之明证也"。对于此说,范行准和渡边幸三都有商榷,认为《证类本草》之文是延续前代《开宝本草》等著作,则《本草经集注》在《开宝本草》

---

[1] 渡边幸三:《罗振玉敦煌本本草集注序录跋的商榷》,王有生节译,《医学史与保健组织》1957年第4号,第310-312页。

的编撰时就已经亡佚了。

罗先生此处其实涉及了两个问题：一是编修《证类本草》时，是否亲见《本草经集注》（同时也就是《本草经集注》亡佚时间的问题）？二是以朱墨点作为药物寒热之性的标志起于何时？《本草经集注》亡佚时间的问题颇为复杂，非详细考证不能解决，今不作探讨。只针对罗先生提出的证据稍作辨析，如果证据不一定可靠，罗先生所得出的观点也就值得怀疑了。

龙530写于开元六年（718），离《本草经集注》成书已经过了数百年，早已非《本草经集注》原貌，其中应有后人的增补修订。

第一，龙530中，在"今以朱点为热，墨点为冷，无点者是平"之后有"以省于烦注也"六字，也就是说朱墨点的使用是为了代替"烦注"。这个"烦注"是什么？在敦煌本《食疗本草》中可以看到，表示药性的"寒热温冷平"等多以小字注于每药名下，应即是"烦注"。也就是说，"以省于烦注也"中的"烦注"是确有所指，而不只是一句虚言。可以想象出尉迟卢麟写龙530时，所参考底本上每药名下或有药物寒热平性的注释，抄写起来比较麻烦，于是尉迟卢麟采用了以朱墨点代替药物寒热平性注释的方法。但如果据罗先生所说，朱墨点记的方法起于陶隐居，那么原来的"烦注"又是何人所注？

王国维也曾论及这个问题，据《证类本草》"惟冷热须明，今以《神农本草经》《名医别录》，注于本条之下"等语，认为《本草经集注》药性寒热原作朱墨点，易朱墨点而为旁注，始于唐代[1]。虽然解决了《食疗本草》药性作"烦注"，而龙530作朱墨点的矛盾，但仍忽略了"省于烦注"的实际所指。

第二，龙530第542行末"白恶"下又出现了"朱点为热"四字（图1-1），之前的整理者都未录入正文，亦未作说明。该四字墨色

---

[1] 王国维：《食疗本草残卷跋》，载罗振玉《敦煌石室碎金》，东方学会，1924。

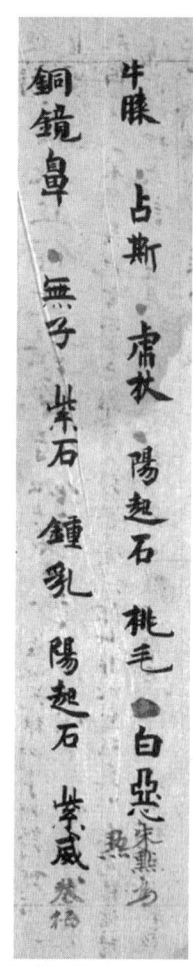

图 1-1　龙 530
第 542~第 543 行

为淡，可能是抄写完之后所加。但这四个字为何在这里出现却让人有些摸不着头脑，推测其出现的可能性有两种情况：一者可能是对"白恶"两字上出现的朱点作说明。龙 530 中出现的朱点有两种情况，一种是作为标记药物寒热平性，还有一种是置于段首，以为区分。前一种情况的朱点多出现在药物主病的病名上。"白恶"即药物"白垩"，但"垩"写作"恶"，容易与病名"呕恶""恶心"等混淆，于是抄写者在下面注"朱点为热"进行说明。还有一种可能是这四个字于此处出现起到再次提示的作用。但不管是何种情况，都说明是书写者有意识的行为，很有可能是龙 530 的抄写者，为了"省于烦注"而参考了当时流行的以朱墨点记药性寒热的方法。当然也有可能是龙 530 抄写时所据底本所为，龙 530 的抄写者只是原样照抄。但即使是龙 530 出现的朱墨点等情况都是对所据底本的原样照抄，仍然能说明，龙 530 已非陶隐居《本草经集注》原貌[1]，不能够作为证据证明朱墨点记的做法系陶隐居所创。如此，则罗先生认为"作《证类》之人，似未见陶氏原书"的结论也就不可靠了。

6. 其他学者对龙 530 的研究　对龙 530 研究较多的学者，日本方面还有渡边幸三，"他在长达数十年的本草学研究过程的早期，先是对罗振玉的跋作了较为客观的批评，接着在数年内先后撰写多篇文章，从文献学的角度入手，对陶弘景的传记、《本草集注》的成书年

---

[1]　关于龙 530 非《集注》原貌的论述，本书后文中还有详细探讨，可参。

代、关于序录及本文的考证诸问题都有论说"[1]。另外,在日本方面,《讲座敦煌》第五卷还专门开辟章节介绍了该写本,小曽户洋《中国医学古典与日本》中也有专门一章对此进行探讨[2]。

国内对龙530研究较多的还有尚志钧,尚先生除著有专门文章对龙530进行探讨外,在本草学著作其他内容的研究中,涉及该写本之处还有很多[3]。尤其是在相关本草古籍的辑佚时,曾多次使用龙530为底本。其他学者在研究中对该写本或也有提及,不再一一举例。

但综合前辈学者对龙530研究的现状,可以发现研究重点多集中于录文整理和校勘,但即使是录文整理仍存在许多不足之处。这就需要:一是对前辈学者的研究成果进行总结分析,继承其优异之处,指出不足;二是要从文字、抄写特征、朱墨杂书等写本文献学方面进行更深入的探讨,并利用文字、抄写、朱墨杂书等研究成果,对龙530的文本作更精确的校勘整理;三是将龙530与唐初的医学社会背景结合起来,利用龙530为材料,进行唐初医学文献特征、医学著作抄写与传播、医学环境等方面的研究。

本书后文将从俗字、抄写特征、朱墨杂书等方面进行龙530写本文献学方面的研究,指出前辈学者在龙530整理校勘方面的失误之处,并提出应从多方面多角度对龙530进行新的校勘,对龙530所载

---

[1] 叶红璐、余欣:《敦煌吐鲁番出土〈本草集注〉残卷研究述评》,《中医研究》2005年第18卷第6期,第57-60页。

[2] 宫下三郎:《敦煌本の本草醫書》,载池田温主编《讲座敦煌》(五),大東出版社,1992,第487-506页;小曽户洋:《中国医学古典与日本——书志与传承》,塙书坊,1996,第587-655页。

[3] 尚志钧相关研究文章如:《敦煌出土〈本草经集注序录〉的考察》,《中华中医药杂志》1986年第一卷第2期,第40-41页;《敦煌本〈本草经集注〉和〈证类本草〉引陶隐居序的考察》,《中华医史杂志》1988年第18卷第1期,第124-126页;《〈证类本草〉陶序和〈名医别录〉历史关系之辨析》,《中华医史杂志》1994年第24卷第1期,第38-40页等。

七情表进行深入详细的探讨等，正可弥补这一不足。

二、Ch.1036V

该写本高 28.5 厘米，宽 27 厘米，正背书写，背面为某医方书残片，正面即此。现存文字 12 行，每行写大字 20 字，小字 27~28 字。朱墨杂书。据原编号 TⅡT，可知出土地为吐峪沟，是德国吐鲁番考察队第二次考察时（1904 年 11 月—1905 年 12 月）所得，现藏于德国柏林国家图书馆。原有标签题为"药性论"。日本学者黑田源次于 1935 年最早录入全文，其文经万斯年翻译，收入《唐代文献丛考》一书中。黑田先生认为该写本属"陶弘景集注《神农本草经》残卷"，且根据不避唐讳，朱墨杂书，判定应属唐以前抄本[1]。1952 年，罗福颐根据黑田先生影印本，将该写本收录于《西陲古方技书残卷汇编》中，并附以跋语。该书系辑吐鲁番医学文献而成，是较早进行吐鲁番医学文献研究的著作，惜未出版，现存稿本，藏于中国中医科学院图书馆。其后，龙伯坚根据罗先生的跋文进行著录，才有幸可窥知一二。今将罗先生跋文转录于下：

> 右本草残卷，由猪屎至鼹鼠四条，朱墨间书，出新疆吐鲁番，今归德国普鲁士学士院，由日本黑田源次博士所得复印件临写。往年黑田氏取校《大观证类本草》，谓是殆陶隐居集注《神农本草经》之残卷。以世字、治字不避考之，是出唐以前写本之证。其残卷与《证类本草》大异者，为天鼠屎味辛寒有毒，今刻本则作无毒。其余小异同多有。亦间或钞本笔误者。此"有毒"二字则以古写本为得也。其文见支那学七卷四号[2]。

从跋文可知，罗先生除介绍黑田先生的研究成果外，还对于天鼠

---

[1] 黑田源次：《中央亚细亚出土医书四种》，万斯年译，载《唐代文献丛考》，商务印书馆，1947，第 134 页。

[2] 龙伯坚：《现存本草书录》，人民卫生出版社，1957，第 16 页。

屎的性味作"有毒",《证类本草》作"无毒"进行了分析,认为应以该写本所载为正确。这个看法是仍值得今天学者重视的,详见本书后文中的探讨。

日本学者渡边幸三根据黑田先生带回的照片,对该写本作了系统的研究,其文由储天任译介,发表于《上海中医药杂志》1957年11月号。渡边先生据字体等认定该写本的年代属唐初或唐以前,且据字体大小、形制等判定是属于七卷本《本草经集注》的卷六·虫兽部下品[1]。日本学者三木荣也于1964年,在《西域出土医药关系文献联合解说目录》中收录、介绍了该写本[2]。

黑田、渡边两位先生的研究,基本奠定了后来学者对该残卷研究的基础,也使得对该写本年代和所属分卷的研究成为主要的焦点。如马继兴即认为该写本属唐以前写本,并认为该写本所载为《本草经集注》卷四虫兽部的内容[3]。《吐鲁番出土文书总目(欧美收藏卷)》收录该写本时,题名为"《本草经集注》卷四《虫兽部》",应是据此而来[4]。经考,《本草经集注》传世有三卷本和七卷本,马先生以虫兽部为卷四,应是指《本草经集注》三卷本而言。《本草经集注·序录》为卷一,药物部分为卷二至卷四。真柳诚也认为该写本是出自三卷本《本草经集注》,不过是将虫兽部称为"卷下",判定年代上应该是属于初唐写本[5]。近来虞舜著文,与真柳先生观点一

---

[1] 渡边幸三:《中央亚细亚出土的本草集注残简文献学的研究》,原载《日本东洋医学会志》第五卷第四号,1955年3月;储天任节译,发表于《上海中医药杂志》1957年11月号,第40-42页。

[2] 三木荣:《西域出土医药关系文献联合解说目录》,《东洋学报》1964年第47卷第1期,第1-25页。

[3] 马继兴:《中国出土古医书考释与研究》(中卷),第681页。

[4] 荣新江:《吐鲁番出土文书总目(欧美收藏卷)》,武汉大学出版社,2007,第86页。

[5] 真柳诚:《3卷本〈本草集注〉与出土史料》,《药史学杂志》2000年第35卷第2期,第135-143页。

致,值得参考[1]。叶红璐、余欣也认为"无论从写本的字体、纸张以及其他物质形态分析,还是从唐初西域政治形势看,都是断代为七世纪初较为合理"[2]。以上所论,除叶红璐、余欣外,对于该写本年代的讨论,主要证据都是因该写本中不避讳"治"字,其余均为旁证。这一点只可判定该写本抄写年代的下限是在唐高宗之前(649年以前),上限则不明。笔者曾根据旅顺博物馆藏的一组吐鲁番写本,判定该写本可能曾作为医学教科书使用,后因《新修本草》的编成而废弃,被人利用其背面抄写了唐代的医方书[3]。故其抄写年代的上限应是在唐西州设立医学教育之时,也就是贞观十六年(642)[4]。

三、大谷5467(1)R

该写本为小残片,仅存文字4行。最早披露是在《大谷文献集成》第三卷中[5],为黑白印刷,整理者辨识出其中第2、第3两行文字。2005年,被收入《吐鲁番出土文献总目》(日本收藏卷)中[6]。陈陦在文中提到该写本有朱书文字[7],根据这一线索,笔者查阅国

---

[1] 虞舜:《〈新修本草〉所据〈本草经集注〉底本的有关问题》,《南京中医药大学学报(社会科学版)》2003年第4卷第3期,第166-168页。

[2] 叶红璐、余欣:《敦煌吐鲁番出土〈本草集注〉残卷研究述评》,《中医研究》2005年第18卷第6期,第57-60页。

[3] 参见拙著:《旅顺博物馆藏新疆出土医学著作残片研究》,《中央民族大学学报(哲学社会科学版)》2023年第1期,第69-80页。

[4] 姚崇新认为唐西州设立医学教育的时间应不晚于贞观十六年(642),参氏著:《唐代西州的医学教育与医疗实践》,载《文史》2010年第4辑;又收入《中古艺术宗教与西域历史论稿》第四编中,商务印书馆,2011,第454-495页。

[5] 小田义久:《大谷文书集成》(第三卷),法藏馆,1984,第184页,图版41。

[6] 陈国灿、刘安志:《吐鲁番文书总目》(日本收藏卷),武汉大学出版社,2005,第360页。

[7] 陈陦:《吐鲁番出土中医药文书研究》,南京中医药大学硕士论文,2014,第91-92页。

际敦煌网站公布的彩色照片后,发现该写本所载内容为本草学著作,书写的形式为朱墨杂书。经研究,初步判定当是《本草经集注》残卷之一。经过与传世文献对比后,可发现其第1~3行文字属《本草经集注》衣鱼条下,第4行属白颈蚯蚓条下。

又该写本为朱墨杂书,与Ch.1036V体例一致,或属同一残卷。

首先,在前辈学者的研究中,多认为《本草经集注》禽、兽、虫药品的分类并不十分精确,如渡边幸三云:"更在草部里混入了草和木,在虫部里混入了兽和虫。这当是唐《新修本草》注的所谓'草木同品,虫兽共条'了。"[1]所以在探讨德藏Ch.1036V残卷所载"豚卵、燕屎、天鼠屎、鼹鼠"四条内容所属卷次时,不管是认为属于《本草经集注》三卷本的卷四(或卷下),或七卷本的卷六,但在分类属"虫兽类"这一点上观点是一致的。大谷5467(1)R所载为"衣鱼"和"白颈蚯蚓"条下残文,这两条内容在《证类本草》中均分布于第二十二卷"虫鱼部下品"中,和Ch.1036V所载四条内容在所属分类上是一致的,所属《本草经集注》的卷次上也应该是相同的。

但大谷5467(1)R与Ch.1036V两件写本的出土地不同,抄写字体也存在差异,而且两件写本均为正、背书写,背面文字显然不是一人一时抄写完成。

1. 出土地不同　Ch.1036V原编号为TⅡT,根据普鲁士考察队编号的原则,可知是第二次吐鲁番考察时于吐峪沟所得,其出土地当是确定的。大谷文书的获得者橘瑞超、大谷光瑞等人不是专业的考古学者,且因为橘瑞超的日记在归国后不幸遇火,就使得很多文献的确切出土地难以得知。对于大谷5467(1)R,《大谷文书集成》(第三卷)

---

[1] 渡边幸三:《中央亚细亚出土的本草集注残简文献学的研究》,原载《日本东洋医学会志》第五卷第四号,1955年3月;储天任节译,发表于《上海中医药杂志》1957年11月号,第40-42页。

就没有注明出土地,但宋文通过对大谷探险队员日记的考察,推测是出土于交河故城[1]。吐峪沟遗址在今吐鲁番市东约55千米处,交河故城在今吐鲁番市西约13千米处,二者相距近70千米。

2. 字体稍有差异　初看之下,大谷5467(1)R与Ch.1036V抄写字体很相似,但经仔细研究后发现还是有一定区别的,如表1-2举"治""又""中""有"四字为例,可见前者字体瘦劲,而后者略肥壮。如果二者所载内容在分类及卷次上是一致的,药物排列较近,不应当出现抄写字体不一的现象。

表1-2　大谷5467(1)R与Ch.1036V抄写字体对照

序号	文字	大谷5467(1)R	Ch.1036V
1	之		
2	治		
3	又		
4	中		
5	有		
6	取		

3. 背面文字抄写形式上差异较大　两件写本均为正、背书写,背面内容均为医方书残卷,但二者书写有所不同。如大谷5467(1)R背面文字间距较小,抄写密集,与Ch.1036V背面文字字距稀疏,差异较大(图1-2、图1-3)。从形式上似乎难以缀合。

---

[1] 宋文:《大谷探险队吐鲁番地区活动研究》,兰州大学硕士论文,2009,第46页。

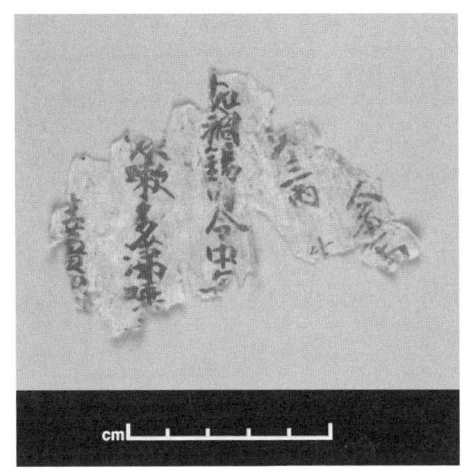 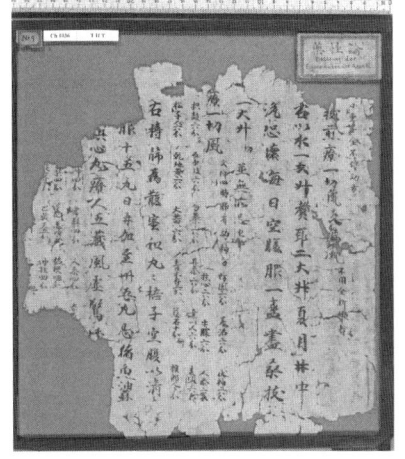

图1-2 大谷5467(1)V(《新疆出土涉医文书辑校》,2016)　　图1-3 Ch.1036V(《新疆出土涉医文书辑校》,2016)

上述三点都是从外部条件和抄写形式上着眼,没有涉及这两件写本的内涵,如果就此下结论说两者不能缀合,其实仍有失审慎。从两件写本的内涵进行比较,则需要对两件写本所载内容的书写形式及背面文字等作更进一步地分析。

1. 据两件残卷的文字量可知抄写形式相近　渡边幸三在考察Ch.1036V写本内容所属《本草经集注》卷次时,曾根据残卷宽28.5厘米,计算过该残卷的文字抄写量。他写道:"容大字7行,小字12行,其中小字差不多等于大字的半格,12行小字换算成大字约6行。因此,在宽一公尺(100厘米)的简(纸)上约容大字45行。"又道:"大字每行20字,小字每行为27~28字,故在一公尺宽的纸上,如写大字则为900字,写小字则约为2520字。"[1]今根据渡边先生的方法,计算大谷5467(1)R写本的文字抄写量,与渡边先生计算的结果是十分相近的。如大谷5467(1)R宽8.5厘米,共容大字4行,以此推算,在宽

----
[1] 渡边幸三:《中央亚细亚出土的本草集注残简文献学的研究》,原载《日本东洋医学会志》第五卷第四号,1955年3月;储天任节译,发表于《上海中医药杂志》1957年11月号,第40-42页。

100厘米的纸上,可容大字47行。

另外,为减小误差,还可以计算两件写本中大字每字所占的平均面积,比较后发现也是基本一致的。如Ch.1036V中第4、第8、第9、第11行均为大字,每行高21厘米,字体所占宽度约1厘米,按平均每行20字计,则每字所占面积为1.05平方厘米。大谷5467(1)R中,第2行存大字4.5字,高约4.5厘米,字体所占宽度约1厘米,则每字所占平均面积为1平方厘米。

通过以上比较可以得知,两件写本不仅均是以朱墨杂书的形式书写,而且在写本写字体的大小及字距的疏密度上也是基本一致的。说明这两件写本即使不是同一卷子裂开而成,至少也存在一定的相关性。

2. 背面文字在内容上具有相关性　上文已提到两件写本均为正、背书写,背面内容均为医方之残余,Ch.1036V背面文字,黑田源次在首次报道时以其中有"文仲"二字,命名为"张文仲疗风方残卷"[1],存文字12行,涉及四首医方的内容。马继兴以为"实属唐人选集唐以前医方而成",故将其命名为"唐人选方第二种"[2]。

大谷5467(1)R背面所载则涉及两首医方的内容,兹录文如下。

（前缺）

1……人参一两……

2……□三两　□……

3……如稠锡,内令中,每……

4……□嗽多涕唾□……

---

[1] 黑田源次:《普鲁西学术院所藏中央亚细亚出土医方书四种》,万斯年译,载《唐代文献丛考》,商务印书馆,1957,第119页。该文献当即是张文仲著作残卷,详参拙作:《唐初尚药奉与张文仲著作考》,《中华医史杂志》2022年第5期,第276-281页。

[2] 马继兴:《中国出土古医书考释与研究》中卷,第300-302页。

5……生姜四□……

（后缺）

陈陗根据《外台秘要》卷十引《广济方》"疗上气肺热咳嗽多涕唾方"，药物组成内亦有生姜，指出可与此互为参考[1]。由此可以推测该写本也很有可能属某部唐代的医方书残叶，与 Ch.1036V 背面内容性质相同。同样性质的敦煌吐鲁番出土写本残卷，还有敦煌文献 P.2565、P.2662 和 P.3731 等，马继兴根据三件写本残卷的字体、形制相同，判断属同一文献裂开者，缀合后称为"唐人选方第一种"[2]。包括五十六首医方的内容，分别选集自僧深、胡洽、夏服、苏楚、韦慈藏、张文仲等，不作分类，亦无先后顺序。

尽管大谷 5467(1)R 背面与 Ch.1036V 背面文献显然不是一时一人抄录而成，但因内容上的相关性，仍然有不同的人在不同时期抄录于同一卷子背面的可能。反过来说，则大谷 5467(1)R 与 Ch.1036V 仍有可能是属于同一卷子的两个残卷。

3. 字体虽有差异，但仍有可能是出于同一人之手　如前文所举图 1-2、图 1-3 所示，可以看出大谷 5467(1)R 与 Ch.1036V 字体上存在差异，但仔细分析之后发现，Ch.1036V 中相同的字在书写上也各有不同，在所举"之""有""取"三字的书写上表现得最为明显。再如所举大谷 5467(1)R 中的"治"字，与 Ch.1036V 中朱书"治"字相比差异较大，但与 Ch.1036V 中残存墨书"治"字笔画却有相近之处，这就有可能是因为书写材料的不同才造成了差异。再如所举"中"字，三个字形虽均不相同，但该字中间一竖起笔和收笔的气势却是十分相似的，很可能出自同一人之手。从这一点来说，大谷 5467(1)R 与 Ch.1036V 仍有缀合的可能。

4. 大谷 5467(1)R 出土地仍值得进一步考证　通过以上论证，

---

[1] 陈陗：《吐鲁番出土中医药文书研究》，第 91-92 页。
[2] 马继兴：《中国出土古医书考释与研究》中卷，第 268-299 页。

两件写本能否缀合的障碍,似乎只剩下出土地的不同了。如上文所说,根据 Ch.1036V 的原编号可以确定该残卷的出土地是在吐峪沟遗址,但大谷 5467(1)R 的出土地却仍值得进一步考证。一个主要的原因是宋文在其硕士学位论文附录的第二部分中,记载了该写本的出土地是在交河故城,称:"这一部分综合参考前人成果,将大谷收集品中已标明出土地点或购入地点的文物、文书与遗址相对应进行研究。"[1]并没有交代所参考的材料来源是什么。交河故城究竟是出土地点,还是购入地点也未明确指出,所以仍不能作为最终的结论。

综上,可以认为大谷 5467(1)R 与 Ch.1036V 均为《本草经集注》残卷,内容均属"虫兽下品";且两件写本的背面内容均为医方著作残余,具有一致性,或可以缀合。

大谷 5467(1)R 与 Ch.1036V 缀合的顺序是怎样的呢?这涉及《本草经集注》药物排列顺序的探讨。在尚志钧辑本《本草经集注》中衣鱼、白颈蚯蚓两条文是排列在豚卵、燕屎、天鼠屎、鼹鼩鼠条文之前的,排列顺序为:衣鱼、白颈蚯蚓、蝼蛄、蜣螂、地胆、马刀、贝子、田中螺汁、蜗牛、䴗头、鸱鸟毛、鸬鹚屎、孔雀屎、豚卵、燕屎、天鼠屎、鼹鼩鼠[2]。王家葵辑本衣鱼至蜗牛条顺序与尚先生辑本一致,蜗牛下接豚卵、燕屎、天鼠屎、鼹鼩鼠,䴗头、鸱鸟毛、鸬鹚屎、孔雀屎等条则调至更后面[3]。这两种排列似乎都还不太合适。如渡边幸三结合《新修本草》《证类本草》药物排列顺序上的变化,联系《本草经集注·序录》以及《千金翼方》《医心方》中所载的药物七情表,发现《本草经集注》的分类是和七情表一致的,"即先由玉石、草木等的种别而分类,更把品类分别成上中下三品;虫兽部下品是由兽下品、禽下品、虫下品、鱼

---

[1] 宋文:《大谷探险队吐鲁番地区活动研究》,第 46 页。
[2] 《本草经集注(辑校本)》,尚志钧、尚元胜辑佚,第 7 页。
[3] 《本草经集注(辑复本)》,王家葵辑校,第 428 页。

下品顺次而分的"[1]。由这个顺序来看,衣鱼、白颈蚯蚓属虫鱼下品,故应排列在兽下品和禽下品之后,也就是豚卵等物之后,而非之前。另外,《新修本草》在卷次上将禽兽部列于虫鱼部之前,也可从侧面证明大谷5467(1)R当置于Ch.1036V之后。

第二节 《新修本草》写本概说

《新修本草》(或称为《唐本草》),是唐代官方修订的本草著作,成书于唐显庆四年(659)。全书共五十四卷,含《本草》二十卷、目录一卷、《药图》二十五卷和《本草图经》七卷。《药图》及《本草图经》很快亡佚,流传后世的只有《本草》二十卷和目录一卷。今所谓《新修本草》,便是指这部分内容。

《新修本草》正文二十卷,目前在日本存有写本残卷十卷,分别为卷四至卷五、卷十二至卷十五、卷十七至卷二十。不过《新修本草》是在陶弘景《本草经集注》的基础上编纂而成的,其中包含了《神农本草经》及《本草经集注》的全部内容。其后宋人又在《新修本草》的基础上编纂成《证类本草》,《新修本草》全文被纳入其中。所以《新修本草》虽散佚,而内容实存。敦煌吐鲁番发现的《新修本草》写本,主要集中于敦煌藏经洞,尤其是敦煌P.3714《新修本草》卷十残卷,以朱墨杂书的形式写成,是目前最接近《新修本草》原貌的写本,能够为今人辑复该书提供较为重要的参考依据。

后世辑复《新修本草》的至少有四家,最早的是清末李梦莹辑本,由其子李浩于1922年补辑,今存中国中医科学院图书馆中,未见流

---

[1] 渡边幸三:《中央亚细亚出土的本草集注残简文献学的研究》,原载《日本东洋医学会志》第五卷第四号,1955年3月;储天任节译,发表于《上海中医药杂志》,1957年11月号,第40-42页。

传[1]。其次是日本学者小岛宝素按照日本残卷形式,据《证类本草》所辑的《新修本草》卷三。原卷藏中国台湾"故宫博物院"(故观013120)[2],傅云龙刊刻日本所存《新修本草》残卷时附刻于其中[3]。另外两种流传较广,分别是日本学者冈西为人辑本及中国学者尚志均辑本,二者各有特点,可互为补充。但对现存《新修本草》写本的利用度来说,都存在不足。

敦煌吐鲁番出土的《新修本草》共有六个写本残卷,分别藏于中国国家图书馆、日本杏雨书屋、法国巴黎国家图书馆及英国国家图书馆等。其中中国国家图书藏 BD12242 与日本藏羽 40 可缀合,英国国家图书馆藏 S.4534 与 S.9434 可缀合,故实为四个写本。以下作详细梳理,以期能从整体上把握敦煌吐鲁番出土《新修本草》写本的价值,为后来更深入的研究提供相关信息。

一、BD12242

荣新江《敦煌学十八讲》第十五讲中,有"敦煌发现的多件《新修本草》写本(S.4534、S.9434、P.3714、P.3822 以及未刊的北图和李盛铎旧藏本)"等语,提示北京大学图书馆有未刊的《新修本草》残片[4]。后岩本笃志《文字和纸张背后看到的敦煌的〈新修本草〉》一文中,也介绍过敦煌本《新修·序例》被收藏于中国国家图书馆中[5]。2008年,岩本先生又著《唐〈新修本草〉编纂与"土贡"——中国国家图书馆

---

[1] 严世芸:《中国医籍通考》,上海中医学院出版社,1990,第 1084 页。

[2] 真柳诚:《观海堂医药古籍中所见小岛家宝素堂本》,郭秀梅译,《故宫文物月刊》2014 年第 376 期,第 36 - 44 页。

[3] 傅云龙:《新修本草》(影印《籑喜庐丛书》本),上海卫生出版社,1957。

[4] 荣新江:《敦煌十八讲》,北京大学出版社,2001,第 302 页。

[5] 岩本笃志:《文字と纸背から见た敦煌における〈新修本草〉——コンピュータによる用字整理を通して》,《唐代史研究》2006 年第 9 期,第 56 - 72 页。

藏断片考》专文谈及该写本，考证可与日本杏雨书屋藏羽40缀合，并绘制缀合图[1]。岩本先生此文后收入《唐代の医药书と敦煌文献》(2015)书中[2]。2016年，小曽户洋在上海召开的"第一届出土涉医文献国际研讨会"上作了《日本所存敦煌西域医药文书介绍》的报告，系统介绍岩本先生的研究成果，为国内学界所知[3]。2016年，沈澍农出版《敦煌吐鲁番医药文献新辑校》，在代前言《敦煌吐鲁番医药文献研究总论》中再论及该写本，肯定岩本先生的研究，确定该写本所载内容与羽40同为《新修本草》序例，可以缀合[4]。沈先生书中也绘制了该写本与羽40具体的缀合图，可以参考。

通过核查《国家图书馆藏敦煌遗书》总目，在第110册可发现该写本，编号BD12242，整理者拟名为"新修本草序例卷上"[5]。该写本上清晰可见"新修本草"及"第一"等字样，当为《新修本草》序例卷上起首写本，后缺，下部残损，现存3行文字。

根据图版及以上诸家的论述，可知BD12242能够与羽40缀合，缀合顺序是BD12242在前，羽40在后。两件写本缺损的形状正相吻合，BD12242首行"草"字所缺左下角，得羽40可拼缀完整；后"第"字所缺上半边，也同样能够拼缀完成。BD12242第3行所存"田""勿"等字形，实为"播物"二字的右半部分，与羽40拼缀后，正可将"运阴阳以播物"一句补充完整。但缀合后，仍缺"司空上柱国公李勣奉勅撰"之"李"和"勅撰"等字，根据该残卷缺口，可知是析裂后又有残损造成的。

---

[1] 岩本笃志：《唐〈新修本草〉编纂と"土贡"——中国国家图书馆藏断片考》，《东洋学报》2008年第2期，第113-143页。

[2] 岩本笃志：《唐代の医药书と敦煌文献》，角川学艺出版社，2015。

[3] 小曽户洋：《日本所存敦煌西域医药文书介绍》，《出土医学文献研究国际研讨会论文集（上海）》，2016，第160-162页。

[4] 沈澍农：《敦煌吐鲁番医药文献新辑校》，第41-42页。

[5] 任继愈：《国家图书馆藏敦煌遗书（第110册）》，北京图书馆出版社，2009，第344页。

李盛铎旧藏敦煌残卷的来源是清楚的,众所周知,"为了避免敦煌古卷再遭遗失,学部命新疆巡抚何秋辇负责把残存的古卷运到北京。1910年这批文物运抵北京后,何秋辇之子何震彝约同精通版本目录学的岳父李盛铎等利用职务之便,将古卷中的精品'取走',后又把剩余卷子中较长的撕裂成为数段凑数。"[1]也就是说,李盛铎旧藏敦煌文献与国图藏敦煌文献的来源是一致,所以出现同一卷子析裂为二,分藏两处的情况也是很正常的。只是该《新修本草》序例残片仅有一角,被李盛铎等人撕裂的可能性比较小,当是原已分作两处。

两件写本缀合后,一是可补充完整杏雨书屋藏《新修本草》序例卷上所缺卷首文字;二是BD12242第1行下有"礼部郎"三字,比较传世文献,可知当是"礼部郎中孔志约传"的残余。《证类本草》引"唐本序"中即有此八字。冈西为人及尚志钧辑佚本《新修本草》均未将此八字辑入,是不妥的[2]。

二、羽40

该写本,彩色图版公布于《敦煌秘籍(影片册)》第1册中[3]。自"序例卷上"始,至"尽医方之"止,共33行文字,每行约30字,残损较为严重。原为李盛铎旧藏,1937年随其他三百余件敦煌文献一起被售至日本。直至冈西为人在《本草概说》一书中著录,称"由李盛铎氏所获得之《新修本草》卷一之断简,此虽有《新修本草》序例及陶隐居序之全文,然《新修本草》序部分已破损不堪"[4],并将《新修本

---

[1] 黄薇:《李盛铎"旧藏"敦煌古卷的前世今生》,《艺术品鉴》2014年第2期,第113-115页。

[2] 尚志钧:《新修本草(辑复本第二版)》,安徽科学技术出版社,2005。

[3] 吉川忠夫:《敦煌秘籍影片册(1)》,公益财团法人武田科学振兴财团杏雨书屋,2009,第270-272页。

[4] 冈西为人:《本草概说》,创元社,1977,第1-2页。

草》序例部分照片刊于卷首,才为外人所知。以后马继兴[1]、丛春雨[2]等先生对该写本的录文整理及辑佚等,均是以冈西先生所刊照片为底本而成。该照片后又于1999年被《中国本草全书》收入第六卷中[3],又被尚志钧重版辑复本《新修本草》时收入附录中[4],为国内学者熟知。但该写本原件一直不知所终,以上学者在介绍时均称"下落不明",至2010年小曾户洋《敦煌本「新修本草序例」:新公开の李盛铎本》一文,才著明现藏于杏雨书屋[5]。2013年梁永宣也著文介绍了杏雨书屋对该写本的收藏情况[6]。

其他对该写本进行研究的学者,日本方面有岩本笃志,他根据该写本较《证类本草》所引"唐本序"多出"大唐之王天下"一大段记载高祖、太宗功绩和高宗身边集结包括药物在内的贡品等文字,认为《新修本草》"奉敕撰集的意义在于体现唐朝皇帝德治,是一种礼仪行为"[7]。中国方面,马继兴据写本中记述撰修领衔官员缺"太尉扬州都督监修国史上柱国赵国公臣无忌"十九字,认为是因赵国公,即长孙无忌于显庆四年(659)以谋反罪,责令自缢而死,所以不录其名,从而考证该写本是抄写于659年之后[8]。按《新修本草》修成于显庆四年(659)正月十七日,长孙无忌于显庆四年(659)四

---

[1] 马继兴:《敦煌古医籍考释》,第409-413页;马继兴,《敦煌医药文献辑校》,第659-668页。

[2] 丛春雨:《敦煌中医药全书》,第341-344页。

[3] 《中国本草全书(第6卷)》,华夏出版社,1999,第39页。

[4] 尚志钧:《新修本草(辑复本第二版)》,安徽科学技术出版社,2005,第316页。

[5] 小曾户洋:《敦煌本新修本草序例:新公开の李盛铎本》,《汉方の临床》2010年第6期,第882-884页。

[6] 梁永宣:《日本各地收藏中医古籍的图书馆(四)——杏雨书屋》,《世界中西医结合杂志》2013年第7期,第742-743页。

[7] 岩本笃志:《唐朝の医事政策と『新修本草』:李盛铎将来本序例を手がかりとして》,《史学杂志》2005年第6期,第1046-1070页。

[8] 马继兴:《中国出土古医书考释与研究(中)》,第731页。

月去官,七月自缢,马先生考证该写本抄于659年之后,等于是说该写本抄于《新修本草》编成之后,这样的说法没有意义。如果按照马先生这样的推测,可进一步认为该写本抄于659年4月之后,则可确定为该写本书写年代上限。该写本书写年代下限则有待进一步考证。

关于该写本中所缺十九字的研究,还有如陈湘萍认为孔志约序撰于长孙无忌获罪前,《新修本草》成书后仍以之为序,仅删去属于长孙无忌之名的十九字碍语。后《开宝新详定本草》引孔氏序文时因上十九字"已非碍语,而得以保留,而'大唐之王天下'一段有关唐政府功德的话反而有碍于时政,故予以删节"[1]。此说近理。且可由上文推断,属于长孙无忌之名的十九字很可能在《新修本草》编成时仍在序中,至当年四月长孙无忌去官以后才被删去,所以有未删去此十九字的版本存世,为《开宝新详定本草》编撰时所参,所以才会在《开宝新详定本草》引孔氏序中存有此十九字。另外,陈湘萍还肯定了该写本的价值,认为此即为《新修本草》原序,辑复《新修本草》时应以此为准。

三、P.3714

该写本于1908年被伯希和带往法国,现藏法国巴黎国家图书馆。正、背书写,一面写的是乾封二年(667)至总章二年(669)沙州敦煌县传马坊文书,一面即《新修本草》。自"桔梗"条后端起,至"白薇"条止,共包括三十药条文在内。共208行,每行书大字15~16字,小字20~21字。最早由王重民于1937年判定属《新修本草》卷十,并根据背面内容,判定其书写年代"或尚在乾封以前,距成书

---

[1] 陈湘萍:《敦煌残卷〈新修本草〉文献学考察》,《上海中医药杂志》1988年第2期,第39-41页。

才数十年,较天平写本(731),又为近古矣"[1]。该观点得到后来如马继兴[2]、丛春雨[3]、沈澍农[4]等先生的承认。然据图版考察,写有沙州敦煌县传马坊文书的一面,天头、地脚均有裁减的痕迹,部分文字缺损;且前后内容不一,当是为了书写《新修本草》而被拼接在了一起。且该写本共由14张纸粘贴而成,每两纸粘贴处均押有"迁"等字。押字的一面为抄写《新修本草》的一面,《新修本草》在书写时,也很好地规避了这些押字,可知押字在前,《新修本草》书写在后。所以写有沙州敦煌县传马坊文书的才是正面,而《新修本草》所在的实为背面,书写年代应晚于沙州敦煌县传马坊文书所署年代最晚的总章二年(669)。书写年代下限则有待于进一步考证。其实早在1982年,敦煌文献研究学者卢向前就已注意到这个问题,并从两纸粘贴处的押字等角度作了辨别[5]。可惜一直未能为医学界研究者注意,一直延误至今。

该写本是以"朱墨杂书"的形式书写而成,朱书大字为《神农本草经》文,墨书大字为《名医别录》文,小字紧接大字原文之后的为《名医别录》属于药物七情部分的文字;紧接其后的为陶弘景注文。《新修本草》文则以"谨案"的形式附于《本草经集注》文之后。《新修本草》新增的药物则全抄成墨书大字,后附以小字"新附"。这种抄写形式较清晰地反映了《新修本草》的原貌,根据这一形式,也可很清晰地知道该残卷所存三十药中,赭魁、及己、侧子、由跋根四药为《新修本草》新增药物,余均为《神农本草经》原载。赵健雄认为赭魁等四药名墨

---

[1] 王重民:《敦煌古籍叙录》,中华书局,2010,第152-153页。
[2] 马继兴:《敦煌古医籍考释》,第392页;马继兴,《敦煌医药文献辑校》,第622页。
[3] 丛春雨:《敦煌中医药全书》,第344页。
[4] 沈澍农:《敦煌吐鲁番医药文献新辑校》,第147页。
[5] 卢向前:《伯希和三七一四号背面传马坊文书研究》,载《唐代政治经济史综论——甘露之变研究及其他》,商务印书馆,2012,第198-223页。

书,是陶弘景新增的药物,此说为误[1]。

该写本是目前所见唯一一件以"朱墨杂书"形式抄写的《新修本草》残卷,是对"朱墨杂书"这一著作形式进行考察研究的重要参考材料。如虞舜、王家葵就以该写本和吐峪沟出土《本草经集注》Ch.1036V 写本一起,从有助甄别《本草经》佚文、有助确定《本草经集注》的编写体例、可资研究《本草经集注》《新修本草》《证类本草》异同三个方面肯定了这两件写本的价值[2]。"朱墨杂书"作为中国古代本草学著作中一种独特的著作形式,对于考察本草学著作体例的形成,对于《神农本草经》等相关已佚本草学著作的辑佚都有着十分重要的意义。本书后文还有详细论述,兹不赘述。

由于该写本的重要性,学者对该写本进行的研究也较多。对该写本进行照片公布的有《法藏敦煌西域文献》(第 27 册)[3]、尚志钧辑复本第二版《新修本草》附录[4]、《中国本草全书》[5]、马继兴新修订出版的《中国出土古医书考释与研究》(中卷)[6]和沈澍农《敦煌吐鲁番医药文献新辑校》[7]等。前两者为黑白照片,后三者均为彩色照片,非常清晰。在目录类著作中著录的有罗福颐[8]、龙伯坚[9]等先生。

---

[1] 赵健雄:《〈新修本草〉及其敦煌残卷考析》,《山西中医》1988 年第 1 期,第 17-18 页。

[2] 虞舜、王家葵:《论两种朱墨分书本草残卷的文献学价值》,《南京中医药大学学报(社会科学版)》1999 第 2 期,第 101-103 页。

[3] 上海古籍出版社、法国国家图书馆:《法藏敦煌西域文献》(第 27 册),上海古籍出版社,2002,第 44-51 页。

[4] 尚志钧:《新修本草(辑复本第二版)》,第 319-337 页。

[5] 中国文化研究会:《中国本草全书》(第六册),华夏出版社,1999,第 9-27 页。

[6] 马继兴:《中国出土古医书考释与研究》(中卷),第 697-720 页。

[7] 沈澍农:《敦煌吐鲁番医药文献新辑校》,第 147-154 页。

[8] 罗福颐:《西陲古方技书残卷汇编》,《中华医史杂志》1952 年第 1 期,第 27-30 页。

[9] 龙伯坚:《现存本草书录》,人民卫生出版社,1957,第 17-19 页。

对该写本录文、校注整理的有马继兴、赵健雄、丛春雨、陈增岳及沈澍农等先生。冈西为人、尚志钧辑佚本《新修本草》的卷十部分也均都是以该写本为底本完成。其他方面的研究还有陈湘萍对该写本中小字的情况进行了考察[1];杨扶德就该写本中30味药物进行了原植物的考订[2]等。

其实关于该写本的重要性,既往学者还没注意到的是,P.3714很可能是一部有官府背景的写本。

唐玄宗时期曾颁布一条与医书相关的政令,即《新唐书·百官志》所载:"开元元年,改医药博士为医学博士,诸州置助教,写《本草》《百一集验方》藏之。"[3]又《唐会要》卷八二《医术》载:"至开元十一年七月五日……每州《本草》及《百一集验方》,与经史同贮。"[4]程锦根据《唐大诏令集》与《唐六典》所载,考证该条政令的颁布时间应是在开元十一年(723),而非开元元年(713)[5],或是。需要指出的是,这条政令里的"百一集验方",应是指《百一》和《集验方》两部书,不当连读。其中的"本草",即是指《新修本草》。P.3714抄写所用的纸张是沙州敦煌县传马坊文书,为官府公文纸,即使废弃后也不是一般士人能够获得。故该写本很有可能就是开元十一年(723)这条政令颁布后,沙州政府组织抄写的一个写本。该写本以朱墨杂书写成,与《新修本草》编成时的体例是一致的,陈昊就认为该写本可能是最接近《新修本草》原书体例的写本[6],应是很有道理的。而这一点,也可从侧面证明该写本不是一般士人能够完成的。如此,则对该写本

---

[1] 陈湘萍:《敦煌残卷〈新修本草〉文献学考察》,《上海中医药杂志》1988年第2期,第39-41页。

[2] 杨扶德:《敦煌遗书〈新修本草〉残卷原植物考订》,《甘肃中医杂志》2000年第5期,第7-11页。

[3] 《新唐书》,中华书局,1975,第1314页。

[4] 《唐会要》(下),中华书局,1955,第1522页。

[5] 程锦:《唐〈医疾令〉复原研究》,第578页。

[6] 陈昊:《身分叙事与知识表述之间的医者之意》,第242页。

价值的判定,当更高。该写本所存包括《新修本草》卷十大部分内容,是日本所存《新修本草》残卷中未见的部分,对于《新修本草》的辑佚复原来说,不仅内容有参考价值,其形制体例,也是应当参考的标准。

四、S.4534

该写本为1908年斯坦因自敦煌携往英国,现藏英国国家图书馆。正、背书写,背面内容为《宅经》残卷,正面即该写本。首尾残缺,又析作甲、乙两段。甲段高25厘米,长16厘米,存文字9行,载有栗、樱桃、梅实三药条文,王重民于1938年最早判定属《新修本草》卷十七果部[1]。乙段高26厘米,长66厘米,存文字28行,始于"蕺"条注语,止于"胡麻"条,共存《新修本草》卷十八蕺、葫、蒜、堇汁、芸薹五药条文及卷十九子目和胡麻一药条文。上有"新修本草米部卷第十九"字样,为《新修本草》写本无疑。《新修本草》十八、十九两卷的内容也见于日本现存《新修本草》残卷,王重民将该写本所载内容与簠喜庐本《新修本草》残卷进行对比,发现二者差异颇大。一是部分条文内文字差异,如梅实条"偏枯不仁死肌",簠喜庐本"死肌"作"死肥";蕺条"令小儿食之",簠喜庐本"食之"作"含之"等;二是所载卷十九目次也不尽相同,如簠喜庐本脱"麻子"一目,与总数二十八种不符;又"廿二种名医别录",簠喜庐本脱"廿"字等[2]。

该写本全以墨笔写成,《神农本草经》正文用大字,陶弘景注文用小字,《新修本草》注文冠以"谨案"字样;《新修本草》新增的药物则在文末附以小字"新附"字样,与日本所存《新修本草》残卷格式完全相同。赵健雄根据其中部分文字的书写方式,判定其为唐代写本,书写时间与日本写本相近[3]。陈湘萍也从避讳"世""治"字判断属唐

---

[1] 王重民:《敦煌古籍叙录》,第153-154页。
[2] 王重民:《敦煌古籍叙录》,第154页。
[3] 赵健雄:《〈新修本草〉及其敦煌残卷考析》,《山西中医》1988年第1期,第17-18页。

代写本[1],与赵先生观点一致。

对该写本照片公布的有《英藏敦煌文献》(第六卷)[2]、王淑民[3]、马继兴[4]和沈澍农[5]等先生,后三者为彩色照片,十分清晰。另外,国际敦煌网站也公布了该写本照片,可供学者下载使用。对该写本录文、校注整理的有马继兴[6]、赵健雄[7]、丛春雨[8]、王淑民[9]、陈增岳[10]和沈澍农[11]等先生。尚志钧辑复《新修本草》[12]时也参考了该写本的内容。另外,陈湘萍、尚志钧均称该残卷为帛书,但从公布的彩色照片来看,当是纸本,其亲见者如王重民、王淑民等先生均未称是帛书,陈、尚两先生所称应误。

五、S.9434

该写本与S.4534一起,现藏于英国国家图书馆。前、后与上部均残,正、背书写,背面为宅经,正面即该残卷。高24.5厘米,长13.5厘米,存文字5行,包括梅实、枇杷叶两药残文,属《新修本草》卷十七的内容。日本学者真柳诚发现该写本可与S.4534缀合,后王淑民在英国国家图书馆查阅该写本时,也发现"两个裂片

---

[1] 陈湘萍:《敦煌残卷〈新修本草〉文献学考察》,《上海中医药杂志》1988年第2期,第39—41页。

[2] 《英藏敦煌文献》(第六卷),四川人民出版社,1992,第126-127页。

[3] 王淑民:《英藏敦煌医学文献图影与注疏》,第34-40页。

[4] 马继兴:《中国出土古医书考释与研究》(中),第684-698页。

[5] 沈澍农:《敦煌吐鲁番出土医药文献新辑校》,第322-324、326-329页。

[6] 马继兴:《敦煌古医籍考释》,第387-392页;《敦煌医药文献辑校》,第613-621页。

[7] 赵健雄:《敦煌医粹》,第198-207页。

[8] 丛春雨:《敦煌中医药全书》,第362-366页。

[9] 王淑民:《英藏敦煌医学文献图影与注疏》,第183-189页。

[10] 陈增岳:《敦煌古医籍校正》,第147-150页。

[11] 沈澍农:《敦煌吐鲁番出土医药文献新辑校》,第325、330-331页。

[12] 尚志钧:《新修本草(辑复本第二版)》,第263-287页。

纸质色泽、字迹墨色、书写格式均相同"[1]。王先生还绘制有缀合图,考证详细。沈澍农书中也绘有缀合图,制作更为精美,可以参看。后来有关该写本的图版公布与录文整理等,多与S.4534一起。具体可参上文。

六、P.3822

该写本现藏法国国家图书馆,正、背书写,前后缺,高27.5厘米,宽8.3厘米。每页上三分之一中间处有一处孔洞,约等一字大小,结合该写本的形制来看,原书当为梵夹装(或称"贝叶装")。这是敦煌地区被吐蕃占领时期常见的一种装订方式,或可据此推测其书写年代。现存13行文字,每行30~35字不等,除每药名上冠以朱圈外,不以朱墨杂书的形式抄写,也无大、小字区别。谭宗达根据该写本中所载苦瓠、水苏、蓼实、葱实四药条文见于《神农本草经》,紫苏、荏子、苜蓿、芥四药条文见于《名医别录》,葱实条下"谨案"以下文字见于《新修本草》,考证该写本与《新修本草》有密切关系,但非同一书,可能是《本草音》或《食性本草》残卷,书写年代在唐末五代时期[2]。赵健雄将该写本与其他《新修本草》残卷相比,发现该写本所载内容均见于《新修本草》卷十八,但文字相差较多,判定属《新修本草》卷十八的节录本[3]。马继兴[4]、丛春雨[5]等先生也均持此说。

根据谭宗达统计,该写本所载八药条文共384字,较《新修本草》

---

[1] 王淑民:《英藏敦煌医学文献图影与注疏》,人民卫生出版社,2012,第183页。

[2] 谭宗达:《敦煌本"无名本草"残卷考》,《敦煌研究》1987年第4期,第96-99页。

[3] 赵健雄:《〈新修本草〉及其敦煌残卷考析》,《山西中医》1988年第1期,第17-18页。

[4] 马继兴:《敦煌古医籍考释》,第405-406页;《敦煌医药文献辑校》,第653页。

[5] 丛春雨:《敦煌中医药全书》,第360页。

卷十八所载该八药文字1883字少1449字。《新修本草》新增的内容除"葱实"一条下仍存外,余均不存,药物排列顺序也较《新修本草》差别很大,很难以"《新修本草》节录本"称之。近来,日本学者岩本笃志从所节抄的内容推测这可能是"9世纪敦煌的某个僧侣为了将从本草书中获得的知识活用于寺田经营而抄写的"[1]。这一观点或者仍有商榷的余地,但无疑提供了一个可供学者思考与探索的方向。

通过以上梳理,可以发现既往约百年间,学者对敦煌吐鲁番出土《新修本草》写本的研究十分深入,研究角度也很丰富,以公布图版、文本校注整理和文献内容性质判定等为主,取得了较多成果。同时,也可看出敦煌吐鲁番出土《新修本草》写本的重要价值。但由于多种原因,既往研究中仍有一些不足之处,也是未来研究需重点着力的地方。略作总结,约有以下数端:

1. 《新修本草》写本残卷文本整理仍未尽善　近年来,敦煌文献俗字研究渐成为热潮,《新修本草》写本俗字方面的研究虽亦有少数文章面世,如安沙沙《唐写本〈新修本草〉词汇释正》[2]等,但仍很不足。俗字的辨识直接与文本整理有关,本书后文还将举例论证,以作详细探讨。不过,文本整理与写本学其他方面的研究也密切相关,如抄写符号、写本形制等,而医学界既往在这方面的研究著作几乎没有。

2. 未能充分与其他传世《新修本草》文献作对比研究　敦煌吐鲁番出土的本草写本中,以《新修本草》写本较多,目前日本亦存有《新修本草》写本残卷,最早是由田边史抄录于天平三年(731),13世纪末有影抄本,19世纪发现于仁和寺,故又称"仁和寺本"。现存残卷十卷,包括卷四、卷五、卷十二、卷十三、卷十四、卷十五、卷十

---

[1] 岩本笃志:《唐朝の医事政策と『新修本草』:李盛鐸将来本序例を手がかりとして》,《史学杂志》2005年第6期,第1046-1070页。

[2] 安沙沙:《唐写本〈新修本草〉词汇释正》,华东师范大学硕士学位论文,2011。

七、卷十八、卷十九和卷二十[1]。发现之后，又产生了多种影抄影刻本，日本方面，有大阪本草图书刊行会1936年影印本（包括卷四、卷五、卷十二、卷十五、卷十七、卷十九六卷，附中尾万三所撰《解说》。次年，又影印卷十五，体例与前书同）[2]，另有多种抄写本藏于各大图书馆中；国内流传较广的有傅云龙籑喜庐本（1889）和罗振玉本（1891）[3]等。目前尚无学者就日本所存《新修本草》残卷作校注研究，但敦煌《新修本草》残卷对日本残卷的校注有参考价值，是可以肯定的。另外，敦煌写本与日本残卷之间，不仅内容上可以对比，其他如形制、抄写等方面亦可进行深入的对比研究，而目前仍没有重要的研究著作问世。

3. 敦煌《新修本草》写本的辑佚价值仍待挖掘　前文已探讨，敦煌《新修本草》写本无疑最接近《新修本草》原貌，对于现代辑佚《新修本草》有重要的参考价值。冈西为人及尚志钧辑本也都在不同程度上对敦煌《新修本草》写本加以利用，但对于敦煌《新修本草》写本辑佚价值的具体体现、对于《新修本草》辑佚本的校勘等方面，仍缺乏专门的探讨。

第三节　《食疗本草》写本概说

《食疗本草》是唐代孟诜（约621—713）的著作，原名为《补养

---

[1]　孙猛：《日本国见在书目录详考》，上海古籍出版社，2015，第1729页。

[2]　本草图书刊行会：《仁和寺本新修本草残卷》（六册，附中尾万三《唐新修本草の解说》），便利堂，1936—1937。《新修本草》日本残卷影印和出版情况，还可参见吴德铎：《从〈新修本草〉看中日两国的学术交流》，载吴德铎《科技史文集》，上海三联书店，1991，第207-228页。

[3]　傅云龙本见《籑喜庐丛书》，光绪十五年（1889）刻本；罗振玉本为日本学者森立之旧藏，1985年由上海古籍出版社影印出版。傅云龙本及罗振玉本均为十一卷，含小岛宝素辑佚之卷三。相关情况可参见尚志钧：《关于日本传抄〈新修本草〉回归中国的情况》，载任何主编《尚志钧本草文献研究学术成就与经验》，安徽科学技术出版社，2010，第96-101页。

方》,后经张鼎增订,改称为《食疗本草》。孟诜原著共包括138条药物内容,张鼎又增补89条,共227条。不管是《补养方》,还是张鼎增补后的《食疗本草》,都已亡佚,部分内容为宋代本草著作《证类本草》所引,得以保留在其中。《证类本草》所引,分为"孟诜"和"食疗"两类,可以清晰地区分孟诜原著和张鼎增补后的《食疗本草》内容。

S.76

敦煌吐鲁番出土《食疗本草》写本,只有一种,即发现于敦煌藏经洞的S.76写本。该写本于1907年由斯坦因从敦煌藏经洞获得,现藏英国国家图书馆。正、背书写,正面为杂记牒文、诗句和书状。背面即该写本。当是将杂记牒文、诗句和书状等文献拼贴起来,利用其背面空白处书写《食疗本草》的内容。其利用的文献具体包括《长兴五年(934)正月一日行首陈鲁修牒》《摄茶陵县令将仕郎试大理评事谭□书状》《刘廷坚诗》《某年十二月廿四日潘□致秀才十三兄状》《宗绪与从兄状稿二通》《乡贡进士刘某状》等。据郝春文分析,这些文献原来大小、颜色、质地皆不相同,来源不一,为了利用其背面抄写《食疗本草》,才被剪裁拼贴在一起[1]。为大小统一,必然有剪切的痕迹,今据图版,也可清晰地看到《长兴五年(934)正月一日行首陈鲁修牒》等天头地脚均有被裁切的痕迹,是为证。

S.76前、后缺,高26.6厘米,长240厘米。现存137行文字,每行之间均有行格,行20字左右,抄写字体工整。包括石榴、木瓜、胡桃、软枣、榧子、芜荑、榆荚、吴茱萸、蒲桃、甜瓜、越瓜、胡瓜、冬瓜、瓠子、莲子、燕覆子、樝子、藤梨、羊梅、覆盆子、藕、鸡头子、菱实、石蜜、沙糖、芋二十六药条文。每药名及每药下所载医方的起首"又方""又"等字朱书,以及部分句点亦作朱书,余作墨书。墨书内容又有大、小字的区

---

[1] 郝春文:《英伦研读敦煌文献原件札记》,载《敦煌学论集》,上海古籍出版社,2010,第293-294页。

别,小字内容包括每药药性,以及"藕"条后"凡男子食须蒸熟服之生吃损血","菱实"条后"含吴茱萸子咽其液亦消"等内容。另外,偶有行末因位置经营不开,亦有写作小字的情况,不可同等而语。

1924年,罗振玉据狩野直喜处获得的抄本以及友人"自美国某博物馆借影写本",将该写本残存内容收入《敦煌石室碎金》一书中,最早完成了对该写本的录文整理。文末附王国维、唐兰两位先生及罗先生跋语,是学界对该写本最早的研究。三位先生均认为该写本为唐代孟诜所著,张鼎增补的《食疗本草》写本。王国维还考证了该写本中朱书及大小字的情况,认为"其药名皆朱书,余所见唐写本《周易》释文之卦名,《唐韵》之部首皆然,但用以与余文识别,更无他义";并认为"此卷药名朱书,而冷、热用旁注,知陶本草于药性易朱、墨点而为旁注,亦自唐已来然矣"。所论为是。唐兰则将该写本内容与《证类本草》所引相关内容作了比较,认为《证类本草》所引《食疗本草》内容多从陈藏器来,已少主治按语及附方等内容[1]。后马继兴对《证类本草》所引《食疗本草》的内容作了总结,发现《证类本草》所引"张鼎《食疗本草》"多附于"陈藏器"之下,作二级标题,与唐先生所识一致[2]。

1930年,日本学者中尾万三著作《食疗本草の考察》长文,对该写本的发现和食疗类本草著作的情况作了考证。并以该写本为底本,结合传世其他文献,对《食疗本草》一书进行了辑佚,共得药物241种,是最早对《食疗本草》进行辑佚的著作之一[3]。中尾先生曾亲见该写本原件,称其背后文字中有"长兴五年(934)正月一日行首"字样,故该写本抄写的年代当在此前。今知中尾先生此结论与事实正相反,《食疗本草》所在为背面,而非正面,则据正面文献

---

[1] 罗振玉:《敦煌石室碎金》,东方学会印本,1924。
[2] 马继兴:《马继兴医学文集》,中医古籍出版社,2009,第64页。
[3] 中尾万三:《食疗本草の考察》,《上海自然科学研究所汇报》第一卷第三号,1930。

所载年代判定,《食疗本草》的书写年代当在长兴五年(934)正月一日之后。

1931年,范凤源将中尾万三所辑本中的校注和日文假名删去,由大东书局出版为《敦煌石室古本草》一书,赵橘黄为之序。1976年,台北新文丰出版公司再版[1]。范凤源此书,实是窃中尾万三之成果而为己作,大东书局出版的《敦煌石室古本草》时,尚署名为"校核者中尾万三、订正者范凤源"。至新文丰再版时,则完全抹去中尾万三之名。中尾万三对此十分不满,曾在一部新文丰再版的《敦煌石室古本草》书前题曰:"赵序谓草冠范凤源采取孟诜原文以广其传,实非孟诜原文,此是拙著《食疗本草》遗文耳,岂可比较与原文乎? 近时民国之学者不精学术研钻而犹称本国人之眼光及见解可惜哉。昭和壬申(1932年)元旦,万三记。"[2]任怡君、张如青对《敦煌石室古本草》作者问题有详细考辨[3],可参。

1949年以前,对该写本进行研究的,还有朱中翰在范先生的基础上著成《敦煌石室古本草之考察》一文,对该书中部分药名古称进行了考证[4]。其他还有侯祥川、戴志勋等,但两人所论多偏于中国食疗类著作的考察,对该写本只是稍作提及[5]。中华人民共和国成立后至今,这一类的研究渐为成熟,吸引了一大批学者进行研究,如陆曼炎、叶橘

---

[1] 孟诜:《敦煌石室古本草》,范凤源订正,新文丰出版公司,1976,第1-8页。

[2] 中野卓、铃木郁生:《中尾万三伝——中国古陶磁と本草学の先驱者》,刀水书房,1999,第97页。

[3] 任怡君、张如青:《〈敦煌石室古本草〉成书考辨》,《中医文献杂志》2021年第4期,第5-10页。

[4] 朱中翰:《敦煌石室古本草之考察》,《浙江省立图书馆刊》1935年第4卷第5期,第1-6页。

[5] 侯祥川:《中国食疗之古书》,《中华医学杂志》1936年第11期,第1015-1026页;戴志勋:《食疗本草之研究》,《真知学报》1943年第2期,第43-48页。

泉、郭丽娃、袁浩、曹瑛、张海波、俞雪如、却丽萍、陈晓迪等[1]。日本方面,则有渡边幸三著作的《食疗本草的书志学研究》等[2]。

近年来,对该写本的研究主要分为图版公布、录文校注整理和对部分内容进行研究。进行图版公布的有王淑民[3]、马继兴[4]、沈澍农[5]等先生;录文和校注整理的有赵健雄[6]、马继兴[7]、丛春雨[8]、王淑民[9]、刘敬林[10]、陈增岳[11]、沈澍农[12]、郝春文[13]

---

[1] 陆曼炎:《中国的食治与食疗本草》,《新中医药》1956年7月;叶橘泉:《中医食疗史文献考》,《中医杂志》1985年第3期,第72-74页;郭丽娃:《试论唐代食疗学的发展》,《北京联合大学学报》1994年第1期,第67-71页;袁浩:《关于中医食疗古籍文献研究的思考》,《中国中医药信息杂志》1996年第3卷第5期,第44-48页;曹瑛:《中医食疗发展史简介》,《中国民间疗法》2001年第9卷第3期,第46-47页;张海波:《中医食疗之源流探讨》,《浙江中医学院学报》2002年第26卷第2期,第18-36页;俞雪如:《中医学食养、食治、药膳的起源与发展史》,《中药材》2002年第25卷第5期,第359-362页;却丽萍:《中国古代饮食养生发展概略》,《亚太传统医药》2007年第4期,第27-29页;陈晓迪:《食疗类本草古籍的历史考察》,中国中医科学院硕士论文,2008。

[2] 渡边幸三:《食疗本草的书志学研究》,《日本医学史杂志》1949年第3期。

[3] 王淑民:《英藏敦煌医学文献图影与注疏》,第41-52页。

[4] 马继兴:《中国出土古医书考释与研究》(中),第762-774页。

[5] 沈澍农:《敦煌吐鲁番医药文献新辑校》,第269-274页。

[6] 赵建雄:《敦煌医粹》,第215-244页。

[7] 马继兴:《敦煌古医籍考释》,第414-428页;又《敦煌医药文献辑校》,第673-688页。

[8] 丛春雨:《敦煌中医药全书》,第367-379页。

[9] 王淑民:《英藏敦煌医学文献图影与注疏》,第189-195页。

[10] 刘敬林:《敦煌文献〈食疗本草〉补校》,《中医文献杂志》2007年第1期,第30-32页。

[11] 陈增岳:《敦煌古医籍校正》,第151-161页。

[12] 沈澍农:《敦煌吐鲁番医药文献新辑校》,第275-280页。

[13] 郝春文:《英藏敦煌社会历史文献释录》(第一卷上册),社会科学文献出版社,2018,第103-122页。

等先生;进行部分内容研究的主要有谭真[1]、范新俊[2]等先生。但研究的范围都远没有超过前辈学者,所取得的成果也十分有限。除此以外,近年来学者对于《食疗本草》的辑佚也十分热衷,各种辑佚本频出,学者在辑佚的过程中也大多都参考该写本所载的内容。其中较优秀的辑佚本有1984年谢海洲、马继兴等先生的辑本,1992年郑金生、张同君的译注本和2003年尚志钧的辑本等[3]。

尽管如此,有关该写本的研究还远远不足。如录文整理方面仍存在不足,以最新的沈澍农整理本为例,其第12~第13行:"通经络,气[润]血脉,黑人髭发,毛落再生也。"[4]沈先生注:"原句义不通,《证类本草》卷二十三'胡桃'条引孟诜文作'通经脉、润血脉'。参校。"[5]核对图版,该句前半部分原作"通经络气血脉",沈先生据《证类本草》改"气"为"润"字,故文本中作"气[润]"表示,正是该书《凡例》中所谓"[ ]为识别或改字符号"。今按,该句中"气"字或不误,属上读,作"通经络气"。其后脱"润"字,故与《证类本草》异文。"经络气"系术语,谓经络之气,或称之为"经气"。《灵枢·终始》:"凡此十二禁者,其脉乱气散,逆其营卫,经气不次,因而刺之,则阳病入于阴,阴病出为阳。"又《证类本草》卷二十六"稻米"条引萧炳云:"糯米壅诸经络气,使四肢不收。"故该句当作:"通经络气,【润】血脉,黑人髭发,毛落再生也。"(据沈先生整理本体例,【 】

---

[1] 谭真:《敦煌本〈食疗本草〉残卷初探》,载《1983年全国敦煌学术讨论会文集》,甘肃人民出版社,1987,第389-405页。

[2] 范新俊:《敦煌遗书〈食疗本草〉残卷初探》,《甘肃中医》1991年第4卷第3期,第37-38页。

[3] 《食疗本草》,谢海洲、马继兴、翁维健、郑金生辑,人民卫生出版社,1984;《食疗本草译注》,郑金生、张同君译注,上海古籍出版社,1992;《食疗本草考异本》,尚志钧辑校,安徽科学技术出版社,2003。

[4] 沈澍农:《敦煌吐鲁番医药文献新辑校》,第275页。

[5] 沈澍农:《敦煌吐鲁番医药文献新辑校》,第289页。

为补脱文符号）

再如该写本第 32～第 34 行："又：其子可作酱，食之甚香。然稍辛辣，能助肺气，杀诸虫，下心腹间恶气，内消之。陈滓者久服尤良。"该句中"陈滓者久服尤良"一语难解。本草用药中，常有取"陈久者"的记载，如《证类本草》卷一引《本草经集注·陶隐居序》："凡狼毒、枳实、橘皮、半夏、麻黄、吴茱萸，皆欲得陈久者良。其余须精新也。"然未见有以"陈滓者"入药为良的表述。《大观本草》《政和本草》两书卷十二"榆皮"条引《食疗本草》并作："又，心腹间恶气，内消之。尘者尤良。"窃疑"陈滓者"三字实属上，即"内消之陈滓者"。首先，本草著作中，"久服"如何如何的表达较多，如"久服良""久服不皆饥""久服轻身耐老"等，故"久服尤良"可单独成句。其次，"滓"在此处，当是指肠中秽物。《抱朴子内篇·杂应》："道书虽言欲得长生，肠中当清；欲得不死，肠中无滓。"[1] 结合上下文义，是指该药有消化腹间陈滓污秽之义。而《证类本草》作"尘"，除"陈"字音讹外，可能还受到"滓"字的影响。

另外，写本学研究范围的俗字研究、抄写研究等，对于敦煌吐鲁番本草写本内容的整理，有重要价值。具体到该写本，也是如此。其他方面，如以该写本为材料，从历史沿革、版本流传等方面，对《食疗本草》一书进行深入研究；或以该写本为材料，探讨对《食疗本草》一书的辑佚研究等，目前都很少见到。所以，有关该写本的研究，仍有较大空间。

第四节　其他本草写本概说

敦煌吐鲁番出土其他本草写本，主要还有 S.5968 和残影 330 两种。既往学者一般还将大谷 8097 也算在内，如李零《简帛古书与学术

---

[1] 王明：《抱朴子内篇校释》，中华书局，1983，第 266 页。

源流》在第一讲附录的《现存先秦两汉古书一览表》,其"汉代古书·方技类"共收医学著作三种,第一种《神农本草经》下就收入大谷8097[1]。李先生所据材料是马继兴《神农本草经辑注》。但经研究发现,大谷8097实为字书类写本残卷,只是其中涉有石硫黄、雄黄、皂荚、朱砂等本草药名而已。

详细来说,大谷8097出土于吐峪沟遗址,现藏京都龙谷大学大宫图书馆。高27.2厘米,宽15.6厘米,前、后缺,下部残,存8行文字。最早由日本学者香川默识《西域考古图谱(下)·经籍》收录[2],录6行文字。后三木荣于1964年据《西域考古图谱》录为"本草书目录",考订约抄写于7—8世纪[3]。小田义久录名为"本草关系文书断片"[4],马继兴录名为"无名氏本草目录"[5],《吐鲁番文书总目(日本收藏卷)》录名为"唐写《神农本草》残片"[6]。其他将大谷8097认为是本草写本的,还有袁仁智、潘文《敦煌医药文献真迹释录》[7]以及王兴伊、段逸山师编撰的《新疆出土涉医文书辑校》等[8]。但从残存内容来看,该写本是分部抄写相关词汇的字书文献,存有分部名称两个,前一名称残损,后一名称为"五谷部"。前一名称下所列词汇以本草药名为主,疑即"药物部"。但其中也有"秤坠""笔砚"等名,不全是本草药名。相似的文献如黑水

---

[1] 李零:《简帛古书与学术源流(修订本)》,生活·读书·新知三联书店,2004,第40页。

[2] 香川默识:《西域考古图谱》,新疆美术摄影出版社,2015,第374页。

[3] 三木荣:《西域出土医药关系文献联合解说目录》,《东洋学报》1964年第1期,第12页。

[4] 小田义久:《大谷文书集成(第三卷)》,法藏馆,2002,第236页。

[5] 马继兴:《出土亡佚古医籍研究》,中医古籍出版社,2005,第88页。

[6] 陈国灿、刘安志:《吐鲁番文书总目(日本收藏卷)》,武汉大学出版社,2005,第443页。

[7] 袁仁智、潘文:《敦煌医药文献真迹释录》,第232页。

[8] 王兴伊、段逸山:《新疆出土涉医文书辑校》,第58-59页。

城出土《杂集时用要字》(дX.2822)等,可互为参考[1]。

故今排除大谷8097,不再作为本草写本收录,其他敦煌吐鲁番本草文献主要收录S.5968和残影330两种。以下分别介绍。

一、S.5968

现藏英国国家图书馆,前、后均缺,上部残,存26行文字,有行格。赵健雄、马继兴、丛春雨、尚志钧、沈澍农等都对该写本进行了著录。并根据内容,对其属性进行了判定。如马继兴谓:"其内容系本草总论,属于序例性质,现称为《亡名氏本草序例》。"[2]后来诸学者大多从此说。唯丛春雨认为其内容是"论述医方之大、小组方法,五味组方法及五脏组方法和据四气组方之法"[3],因而定名为"配伍组方法要"。今按该写本残损严重,所存内容在传世文献中找不到直接对应的内容,丛先生之说有武断之嫌。今暂从马先生之定名,作"亡名氏本草序例"。

二、残影330

现藏日本大阪四天王寺,为德国吐鲁番收集品,出口常顺旧藏,最早经由藤枝晃《吐鲁番出土佛典研究——高昌残影释录》一书收录介绍[4],今据藤枝晃编号称为"残影330"。分为甲、乙两个残片,甲片高9.1厘米,宽8.1厘米;乙片高10.4厘米,宽13.9厘米。有乌丝栏[5]。共

---

[1] 详参笔者与张如青师合著《西夏汉文〈杂集时用要字〉药物部再论》,《图书馆理论与实践》2019年第3期,第72-77页。

[2] 马继兴:《敦煌古医籍考释》,第413页。

[3] 丛春雨:《敦煌中医药全书》,第652页。

[4] 藤枝晃:《吐鲁番出土佛典研究——高昌残影释录》,法藏馆,1978,第57页。

[5] 相关信息可参考陈国灿、刘安志:《吐鲁番出土文书总目(日本收藏卷)》,武汉大学出版社,2005,第587页。

存18行文字,前5行为某医学著作目录的残尾,第6行以下为药物七情的内容,第6行为标题,存"金石草木虫兽第"七字。据该写本所存内容的位置判断,该行当是正文首行,故推测其下所阙为"一"字。

严格意义上来说,该写本不能称为本草写本,如从所载内容及目录残尾中有"治肠鸣""治下满急""治消榖(谷)""治鲜(解)百毒"等字样来看,原书当是一部包含本草与医方的综合性医著。且是一部大部头著作,卷数至少在三十六卷以上。由于所存主体内容均为药物七情相关,属本草著作的内容,故本书将其亦收入其中。

第五节　敦煌吐鲁番本草写本价值概说

中国本草著作的种类十分丰富,著作数量也很庞大,可谓汗牛充栋。但在其中,有一条以《神农本草经》为核心的主线,迭经历代嬗变,一直未有间断,并成为中国本草著作编撰史上的一种特色。如《神农本草经》之后,陶弘景综合诸家对《神农本草经》的注释而成《名医别录》。又在《神农本草经》的基础上新增365种药物,加以注释,而成《本草经集注》一书。唐代官修本草著作,在《本草经集注》的基础上,更成《新修本草》一书,而含《神农本草经》《名医别录》《本草经集注》的内容在其中。宋代开国,官方修成《开宝新详定本草》《开宝重定本草》《嘉祐本草》等书,因佚未见。后蜀人唐慎微著成《证类本草》,合《开宝新详定本草》《开宝重定本草》《嘉祐本草》全在其中。《证类本草》在大观、绍兴和政和年间迭经重修刊印,而成《大观本草》《绍兴本草》和《政和本草》,虽有三名,而实为一体。蒙古定宗四年(1249),金代遗民张存晦将《本草衍义》按内容增入《政和本草》中,而成《重修政和经史证类备急本草》。今学界所谓"证类本草"者,多是指此本而言。本书亦然。

元代官修《大元本草》,似未竟。明代官修《本草品汇精要》及李时珍著作《本草纲目》,虽体例有所改变,而仍是在前代本草著作的基础上完成,前代本草著作的内容大多收入其中。只是时代湮久,收录前代本草著作的内容,讹误舛错已多。郑金生形象地称这个过程"很像是珍珠的形成",将《神农本草经》喻为"珍珠核",从"朱墨杂书"到《证类本草》的编撰,分别喻为珍珠的第一层至第六层,很值得寻味[1]。

但也由于这样的编撰特点,往往后代本草著作出,前代著作旋亡。尤其是以刻本形式流传的宋代《证类本草》刊印以后,以写本形式流传的《神农本草经》《名医别录》《本草经集注》《新修本草》四部著作很快就亡佚不见,或仅剩零篇残帙在异国他邦艰难地流传下来。虽然四书的主体内容均保留在《证类本草》中,但毕竟不是全部,且原貌已失,难窥其真。于是自南宋以来,就陆续有学者对《神农本草经》等著作进行辑佚复原研究。敦煌吐鲁番写本出,《本草经集注》《新修本草》残卷竟列其中,且有以朱墨杂书形式抄写的原本真迹,其价值之巨,可以想见。

具体而言,敦煌吐鲁番出土本草写本的价值,约有以下数端。

一、保留宋代以前本草著作原貌真迹

宋代以前,重要的本草著作有《神农本草经》《名医别录》《本草经集注》《新修本草》等,书志详载,他书具引,可谓确凿。然书皆不见,不能不谓之遗憾。敦煌吐鲁番本草文献中保留的《本草经集注》和《新修本草》写本,虽仅是残卷零篇,但都是原本,更有朱墨杂书,铅翰昭彰,文采焕然。编撰体例清晰,《神农本草经》《名医别录》的内容亦可从中窥见。今日学者睹此,较明清前辈老儒之辑本草书者,不知幸之几何。

二、提供本草著作校注研究的必备版本

宋以后综合性本草著作往往部头较大,校注整理非易,几部代表性著作,如《证类本草》《本草品汇精要》和《本草纲目》,除《本草纲

---

[1] 郑金生:《药林外史》,广西师范大学出版社,2007,第12-27页。

目》外，目前均无较佳的校注整理本。《本草纲目》声名较巨，历经刘衡如、刘山永父子和钱超尘、郑金生等具有渊博学识的诸先生整理过，版本已良。最新的校注成果，如《〈本草纲目〉研究》[1]，皇皇两千页，每页均有校记多条，多者更达几十条，可谓巨著。书前所附《据校各书和参考文献书目》，汇集本草著作、其他医学著作及经史百家书目，数量有百余种之多，从中亦可窥前辈学者之工夫。在这百余种书目中，就有敦煌吐鲁番出土本草写本龙530和P.3714等。

敦煌吐鲁番出土本草写本中，与《本草纲目》校注研究最密切相关的，应是龙530《本草经集注·序录》，约对应于《本草纲目》卷一《神农本经名例》《陶隐居名医别录合药分剂法则》等篇，有重要的校勘价值。以下约举数例以说明：

（1）《本草纲目》卷一《神农本经名例》："下药一百二十五种为佐使……欲除寒热邪气，破积聚愈疾者本下经。"

《证类本草》同，龙530"破积聚"作"破积"。今按，龙530是。《素问·至真要大论》："有毒无毒，所治为主，适大小为制也。"王冰注："言但能破积愈疾，解急脱死，则为良方。"《素问·六元正纪大论》："岐伯曰，有故无殒，亦无殒也。"王冰注："故，谓有大坚癥瘕，痛甚不堪，则治以破积愈癥之药。"此两例王冰注中"破积愈疾""破积愈癥"与此处义同，可证。《说文》："积，聚也。"段玉裁注："禾与粟皆得称积，引申为凡聚之称。"《增韵》："积，累也。堆叠也。"《诗·大雅》："乃积为仓。"《周礼·大司徒》："令野修道委积。"注曰："少曰委，多曰积，皆所以给宾客。"是"积"义为聚，为累，为叠，为多。如《素问·上古天真论》："有至人者，淳德全道，和于阴阳，调于四时，去世离俗，积精全神，游行天地之间，视听八达之外。"《素问·生气通天论》："阳气者，烦劳则张，精绝，辟积于夏，使人煎厥。"同篇："故阳畜积病死。"

---

[1] 刘衡如、刘山永、钱超尘、郑金生：《〈本草纲目〉研究》，华夏出版社，2009。

等,义并同。

尚志钧辑佚本《神农本草经》"破积聚"下注:"积聚,病名,出《灵枢·五变》,指腹内结块,或胀或痛的病证。"[1]马继兴辑佚本注:"积聚,根据阴证与阳证之别可分为积与聚两种。"[2]均是将此处释作为病名的"积聚"。但联系上下文来看,与此处对应的"欲轻身益气,不老延年者,本上经""欲遏病补虚羸者,本中经"均未涉及具体的病名,此处专指"积聚"一病而言或不妥。下药一百廿五种,也并非专为治"积聚"病而设。故此处当理解为疾病累聚,或多疾病的意思。再者"破积"一词在医学古籍中也很多见,如《素问·至真要大论》:"必伏其所主而先其所因,其始则同,其终则异,可使破积,可使溃坚,可使气和,可使必已。"又如《太平惠民和剂局方》卷九"人参养血圆"条下:"宣壅破积,退邪热,除寒痹,缓中、下坚胀。"足可证明。而《素问·脏气法时论》"毒药攻邪,五谷为养"下,《新校正》云:"按本草云,下药为佐使,主治病以应地,多毒不可久服,欲除寒热邪气,破积聚愈疾者,本下经。故云毒药攻邪。"又可知"破积"两字,唐王冰时尚未误,衍作"破积聚"是在宋时。

(2)《本草纲目》卷一《神农本经名例》:"其贵胜如阮德如、张茂先辈,逸民皇甫士安,及江左葛洪、蔡谟、商仲堪诸名人等,并研精药术。"

《证类本草》同,龙530"辈"作"裴","商仲堪"作"殷渊源"。今按,龙530作"裴"是。裴逸民系医家之名,误"裴"为"辈",则"逸民"两字属下,将句意断开,使不连贯。至于商仲堪之名,不见记载,宋人避"殷"讳,当是改字。又殷仲堪乃殷渊源之侄,二人均有医名,常相讹误[3]。

---

[1] 尚志钧:《神农本草经校注》,学苑出版社,2008,第3页。
[2] 马继兴:《神农本草经辑注》,人民卫生出版社,1995,第6页。
[3] 段逸山:《殷渊源与殷仲堪》,《上海中医药杂志》2006年第4期,第10页。

(3)《本草纲目》卷一《陶隐居名医别录合药分剂法则》:"服汤宁小沸,热则易下,冷则呕涌。"

《证类本草》同,龙530"服汤宁小沸"无"沸"字。今按,龙530是。《〈本草纲目〉研究》于此处有校记曰:"煮汤可令小沸,服汤岂可令小沸耶?"诚然为是。

经对比后可以发现,《本草纲目》多沿袭《证类本草》之误,以上所据之例,虽是针对《本草纲目》校注研究而言,然对于《证类本草》,同样具有意义。

敦煌本《新修本草》与日本《新修本草》残卷大多不重复,内容可互相校勘者,主要在于S.4534+S.9434和日本《新修本草》残卷卷十七、卷十八之间。以下举例说明。

1)日本《新修本草》卷十七"栗"条:"其皮名抉。"S.4534+S.9434"抉"作"扶",《千金翼方》《医心方》《证类本草》同,为是。

2)日本《新修本草》卷十七"樱桃"条:"又故颏子陵冬不凋。"S.4534+S.9434"故"作"胡","胡颏子"为药名,作"故"不通。《千金翼方》《医心方》《证类本草》亦皆作"胡",为是。

3)日本《新修本草》卷十七"梅实"条:"心下利。"S.4534+S.9434作"止下利",据文义可知为是。"止"字俗写与"心"字相似,常讹误。

4)同上:"梅实,利筋脉,志痹也。"S.4534+S.9434"志"作"去",据文义可知当为是。

5)日本《新修本草》卷十八"葳"条:"多土湿地。"S.4534+S.9434"土"作"生",据文义可知当为是。

6)日本《新修本草》卷十八"蒜"条:"正尔敢之。"S.4534+S.9434"敢"作"噉",即"啖"字俗写,据文义可知日本残本为坏字。另日本残卷其他卷中,"噉"也有多处写作"敢",可据此正之。

7)日本《新修本草》卷十八"芸薹"条:"春食之,能发膝病。"《证类本草》同,S.4534+S.9434"春"作"捣"。今按,结合文义,"春"或是"舂"之讹。"舂"与"捣"义近。

日本存《新修本草》写本残卷抄写中多使用俗字,又存在较多的讹误倒脱等现象,整体抄写水平并不甚高,以敦煌吐鲁番出土写本校之,即可了然。尤其是 S.4534+S.9434 在敦煌本《新修本草》写本中,本属上乘,以之校日本写本残卷,可正其例者甚伙。不一一举例。

三、补充宋以前本草著作辑复研究的重要材料

上述本草著作的编著特点,也为后来学者辑佚前代本草著作提供了方便,如南宋时期,王炎就从《证类本草》中,辑出《本草正经》三卷。明清以降,以《证类本草》《本草纲目》等为基础,旁参其他传世文献辑佚《神农本草经》者,已有近二十家(含日本学者)。而由于诸家对《神农本草经》卷数、药物种类、著作体例等认识不同,以及文字校勘的得失,辑本亦各有差异。马继兴主编《神农本草经辑注》(1995)一书对诸辑本得失有所评判,不失公允[1]。对《本草经集注》和《新修本草》的辑佚,虽未能像《神农本草经》一样,成为学术的热潮,但在清末以前,也吸引了王漠、李梦莹等学者的参与。日本学者森立之和小岛知足、小岛宝素父子也都有辑佚本问世。中华人民共和国成立以后,对《神农本草经》等宋以前三种本草著作进行辑佚者,仍不乏其人,尤以马继兴、尚志钧两先生为代表。代表性成果有:曹元宇《本草经》(1987)、王筠默、王恒芬《神农本草经校证》(1988)、马继兴《神农本草经辑注》(1995)、尚志钧《神农本草经校注》(2008)、《新修本草(辑复本)》(1981)和尚志钧、尚元胜《本草经集注(辑校本)》(1994)等。另外,日本学者亦取得了较多的成果,较具代表性的有冈西为人《重辑新修本草》(1964)等。以上诸辑本多是在明清以来辑本基础上完成的,辑佚方法多同。唯一较大的创新点,是在辑佚材料的使用

---

[1] 详见马继兴:《神农本草经辑注》,书后所附《辑复〈神农本草经〉的研究目录》第六篇《〈本经〉辑佚的学术成果与存在的问题》中,该书对历代《神农本草经》辑佚本有详细罗列,并对各本得失作评述。

上,除传世文献外,还参考了敦煌吐鲁番出土本草写本及日本所存《新修本草》写本残卷。

上述诸辑复本,虽都在前言中注明参考或使用了敦煌吐鲁番出土写本和日本写本残卷,但将敦煌吐鲁番出土本草写本以及日本《新修本草》写本残卷与诸家辑本对比,发现诸辑本仍存在许多不尽完善之处。再联系敦煌吐鲁番出土本草写本,可知其具体价值有以下几个方面:

1. 有助于恢复原书体例 如马继兴考证认为《神农本草经》有药物毒性的记载,故于辑本每药条文中均辑入有关药物毒性的内容,而在吐鲁番出土本《本草经集注》残片中,"有毒""无毒"等均写作黑字,即非《神农本草经》内容,一目了然。又如尚志钧继承孙星衍等人所说,力证《神农本草经》中有药物"七情表",故于辑本中辑入。王家葵、张瑞贤《〈神农本草经〉研究》一书中也认为《神农本草经》中有药物七情表,对其内容多寡以及如何辑佚等有所探讨,并对《神农本草经》药物七情表作了试辑[1]。但"七情表"系陶弘景汇编《神农本草经》每药条文下"七情旧注"而成,尚先生和王先生等人皆是混淆了"七情表"和"七情旧注",详见本书后文探讨。

2. 有助于完善辑复之文 既往辑复之文,或有缺失和不足的地方,敦煌吐鲁番出土本草写本所存内容可资补充完善。如日本杏雨书屋藏羽40《新修本草》孔志约序中有"我大唐之王天下"一段文字,不见于《证类本草》中,岩本笃志疑其是歌颂前朝政绩之语,故为宋人删去[2],当是。冈西为人、尚志钧辑本均未辑入,今为存原书全貌,重辑《新修本草》时当辑入。

3. 有助于甄别误辑他书之文 尚志钧是唯一全部辑佚了《神农

---

[1] 王家葵、张瑞贤:《〈神农本草经〉研究》,北京科学技术出版社,2001,第300-311页。

[2] 岩本笃志:《唐朝の医事政策と『新修本草』:李盛铎将来本序例を手がかりとして》,《史学杂志》2005年第6期,第1046-1070页。

本草经》《本草经集注》和《新修本草》三部宋以前本草著作的学者,因三部本草著作在内容上息息相关,故一书内容判定有失,往往会造成三书辑本全误。如尚先生认为《神农本草经》有药物产地的记载,故《证类本草》所载每药产地都辑入《神农本草经》文中,今通过敦煌吐鲁番出土本草写本,不难看出《神农本草经》并非每药下均有药物产地的内容,有些是《本草经集注》或《新修本草》新增入的,不当辑入《神农本草经》。王家葵、张瑞贤《〈神农本草经〉研究》有详细论述[1],可参。

4. 有助于辑复之文校勘　曹书杰曾称:"而辑录的佚文较之一般古籍的差异舛误更甚,校勘尤在必行,也更为复杂。"[2]以尚志钧为例,在其所辑宋以前三部本草著作中,往往是仅指出文本异同,而不作校勘。以敦煌吐鲁番出土本草写本对比视之,舛谬尤甚。本书后文将有详细探讨,兹不赘述。

四、丰富写本学研究的多种写本

写本学是近年来在中国学者中逐渐兴起的一门新学科,至今仍未有一个得到学界普遍承认的概念。郝春文曾将林聪明提出的"敦煌文书学"、张涌泉提出的"敦煌写本文献学"、荣新江提出的"敦煌写本学"三个概念进行比较,认为"敦煌写本学"更恰当,"可以涵括有关写本研究各个方面的内容"[3]。荣新江提出"敦煌写本学"概念是在《敦煌学十八讲》一书的第十七讲中。依据法国学者戴仁和日本学者藤枝晃的研究,提出敦煌写本学的研究内容应包括敦煌写本的纸

---

[1] 王家葵、张瑞贤:《〈神农本草经〉研究》,第274-286页。

[2] 曹书杰:《中国古籍辑佚学论稿》,东北师范大学出版社,1998,第366页。

[3] 郝春文:《敦煌写本学与中国古代写本学》,《中国高校社会科学》2015年第2期,第67-74页。

张与形制、字体和年代、写本的正背面关系等[1]。郝先生引用荣先生之说,并在此基础上,将写本学的范围扩大至"先秦至汉晋简牍与绢帛上的手写文本、吐鲁番文书、黑水城文书等",是"研究历代手写文本的学问"。其括定的范围似乎过于宽泛,难以措手。最近,再次谈到写本学时,荣新江说:"我们要建立写本时代'书'的学科。"[2]这其中涉及的两个术语,可视为写本学研究范围的关键因素。一是"写本时代",这一术语有广义和狭义的概念,广义是指雕版印刷术广泛运用以前的时代;狭义是专指纸写本时代[3]。具体为纸代简帛以后,至宋代雕版印刷广泛使用之前这段时间。二是"书",书是指典籍,而目前所见各种写本文献中,除"书"外,还有大量的公文书、书信、法帖、学生习字等,这些一般统称为"文书"。将写本学的研究限定于"书",其范围就缩小了不少。后世一般以经、史、子、集对"书"进行分类,本草文献属子部医家类,是写本学研究的内容之一。

写本学的具体研究内容,上举荣先生所提出的几点,还较为简单,近来伏俊琏在《写本与写本学》中说:"写本的内容,主要包括写本上的各种文本或杂抄,不同文本间的关系,写本正面和背面的关系,写本的二次或多次加工情况,写本的断裂与缀合,写本的书写状况、抄写格式、抄写体例、各种识别字号、字体、印记、签押、款缝、题记等,还有对抄写时间、抄写者和写本来源的探讨,即写本为何人何时所抄、抄于何地,使用或发出者属于何地、何人或何机构等。"[4]

---

[1] 荣新江:《敦煌学十八讲》,北京大学出版社,2011,第344-356页。
[2] 《什么是写本学——荣新江、伏俊琏、游自勇西华师范大学文学院对谈录》,《写本学研究(第一辑)》,商务印书馆,2021,第1-15页。
[3] 曹之:《中国古代图书史》(武汉大学出版社,2015,第166-173页)第二章第十四节将中国古代图书出版的历程分为六个时代,分别为:简策和卷轴时代、帛书时代、纸写本时代、雕版印刷和册页装时代、活字和印刷机时代及激光照排时代。
[4] 伏俊琏:《写本与写本学》,《古典文学知识》2020年第5期,第108-114页。

已较为详尽。

敦煌吐鲁番出土本草写本具有丰富的写本学特征。在装帧形制上,有卷轴装、梵夹装等多种形式;抄写上,大量使用俗字,且存在讹误和正讹、脱漏和补脱、倒文和调整的现象十分普遍。尤其是部分写本为朱墨杂书,对于考察我国古代本草著作形式能够提供重要证据。对于完善写本学学科建设,充实写本学研究内容也十分具有意义。

另外,反过来说,引入写本学的研究方法,也有利于敦煌吐鲁番本草写本的整理校释研究。以"讹误和正讹"为例,如自20世纪90年代至今,敦煌吐鲁番出土本草写本已历经多次整理,但仍存在很多问题,如对于原写本中的"讹误和正讹"现象,仍未能得到整理者充分认识。"讹误和正讹"是指原写本中存在抄写讹误的现象,但抄写者或其他人在校勘或是阅读时,发现讹误,已作更正,今人录文整理时,当据更正后文字录文。原写本中正讹的方式有很多种,但正讹之字体大多小于原书字体,如不清晰的黑白图版中,很容易遗漏,或不被重视,以致对原写本中的讹误重复纠正。至于其他方面内容,详见本书后文相关章节中的具体讨论。

总之,宋以前本草著作,是本草文献的源头和重镇,在中国医药学研究方兴未艾的今天,其文本准确与否,直接关系到国计民生。敦煌吐鲁番出土本草写本保留宋以前本草著作的原貌,是相关本草著作校注、辑佚等研究的重要参考材料,故有必要作深入研究。前人研究虽多,惜仍未完善,本书能够于前人未善处有所补充,是本书研究敦煌吐鲁番出土本草写本的初衷,也是最终目标。

第二章
敦煌吐鲁番出土本草写本俗字研究

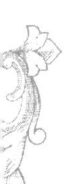

医学文献中的俗字研究,可追溯至沈澍农1993年的《古医籍俗体字的产生与辨识》一文[1],至今已产生了以沈澍农、范登脉等为代表的数十位学者的一系列研究成果[2]。这些成果多集中于对传世古医籍,尤其是《黄帝内经太素》《新雕孙真人千金方》《医心方》等著作中俗字与校勘意义方面的研究。但对于俗字研究方法学上的探讨多前后因袭,鲜有发挥。

至于出土医学文献中的俗字研究,随着沈澍农、彭馨等对敦煌吐鲁番医学文献校勘的过程中,认识到俗字的重要意义,逐渐才引起了

---

[1] 沈澍农:《古医籍俗体字的产生与辨识》,《北京中医药》1993年第5期,第12-14页。

[2] 经梳理,具体成果如下。沈澍农:《敦煌医药文献P.3596若干文字问题考证》,《南京中医药大学学报》2003年第2期,第101页;沈澍农:《敦煌医药卷子S.1467文献校正》,《南京中医药大学学报》2005年第4期,第202-206页;范登脉、赖文:《俗字研究在〈太素〉整理中的应用》,《医古文知识》1998年第2期,第26-27页;范登脉:《俗字研究在古医籍整理中的应用》,《中华医史杂志》2000年第3期,第26-27页;范登脉:《古医籍同形俗字校读五则》,《南京中医药大学学报(社会科学版)》2004年第2期,第103-106页;王春艳:《浅论仁和寺本〈太素〉的俗字研究方法》,《医古文知识》2002年第3期,第27-29页;孙孝忠、丁春:《中医古籍的俗字研究》,《福建中医学院学报》2009年第1期,第51-53页;孙海燕:《张仲景医籍俗字研究》,西南大学2011年硕士学位论文;段晓华、曾凤:《〈新雕孙真人千金方〉俗字特点研究》,《北京中医药大学学报》2013年第9期,第592-594页;彭馨、胡翠华:《敦煌医药文献中的造字现象》,《科教文汇》2014年第22期,第142-143页。

一些专门的探讨。近年来,以敦煌吐鲁番医学文献为主要材料进行俗字研究的成果,著作方面主要有陈增岳《隋唐医用古籍语言研究》(2006)[1]、沈澍农《中医古籍用字研究》(2007)[2]以及王亚丽《敦煌写本医籍语言研究》(2017)[3]等,论文方面主要有王亚丽《敦煌写本张仲景〈五脏论〉用字考》(2011)、《敦煌写本为中古用字提供书证例考:以敦煌写本医籍为中心》(2011)[4]以及范登脉指导孙兆光完成的硕士学位论文《敦煌汉文中医药文献俗字研究》(2012)[5]等。以上研究成果集中于敦煌吐鲁番医学文献中具体字例的讨论,对俗字的研究意义、研究方法等方面亦有所涉及,但相比于如今已成为显学的"敦煌俗字研究""吐鲁番俗字研究"或"中古俗字研究"来说,取得的成就还十分有限。本章从敦煌吐鲁番出土本草写本出发,联系其他敦煌吐鲁番出土医学文献,并以龙530为例,具体探讨俗字研究在本草写本中的价值与意义等。

第一节 本草写本中俗字研究的意义

纵观敦煌吐鲁番医学文献的特点,一方面,由于医学文献内容的特殊性,对整理者或释读者的要求往往比较高。尤其是病名、药物名称、医方使用剂量以及服用方法等,直接关乎人们生命健康,更是不容有误。如果因不能准确地辨识俗字,误将此病视作彼病,或误将此药视为彼药,难免会出现治疗效果不佳或乱用药的情况,这都是十分

---

[1] 陈增岳:《隋唐医用古籍语言研究》,广东科技出版社,2006。
[2] 沈澍农:《中医古籍用字研究》,学苑出版社,2007。
[3] 王亚丽:《敦煌写本医籍语言研究》,中央民族大学出版社,2017。
[4] 王亚丽:《敦煌写本张仲景〈五脏论〉用字考》,《中医研究》2011年第6期,第75-77页;王亚丽:《敦煌写本为中古用字提供书证例考:以敦煌写本医籍为中心》,《求索》2011年第2期,第194-196页。
[5] 孙兆杰:《敦煌汉文中医药文献俗字研究》,广州中医药大学,2012,硕士学位论文。

危险的。

试举例来说：

例1 茆

龙530《本草经集注》第438~第441行："消渴，白石英、石膏、茯神、麦门冬、黄连、栝楼、蝭母、枸杞根、小麦、堇竹叶、土瓜根、生葛根、李根、芦根、菰根、茅根、冬瓜、马乳、牛乳、羊乳。"

其中"茅根"一药，丛春雨录作"苇根"。

今按《大观本草》《政和本草》并作"茅根"，另上文已有"芦根"一药，不当重出"苇根"，故丛先生作"苇根"误。"茅"原写作"茆"，在龙530中共出现2次，另一次位于第434行，作"白茆根"。另"茅根"一药在龙530中，还见于第500行和第538行。《政和本草》卷八草部中品之上："茅根，味甘，寒，无毒。主劳伤虚羸，补中益气，除瘀血、血闭，寒热，利小便，下五淋，除客热在肠胃，止渴，坚筋，妇人崩中。久服利人。"苇根，一般认为是芦根的别名，《政和本草》卷十一草部下品之下："芦根，味甘，寒。主消渴，客热，止小便利。"二药性味虽相似，但茅根有入血分凉血止血之功，这是芦根所不具备的，二者不能混同。由此亦可得知，对医学文献中的俗字进行研究是十分必要，且十分迫切需要进行。另，"茆"字形作为"茅"字的俗写，未见于黄征《敦煌俗字典》中，可补[1]。

医学文献，尤其是出土医学文献中俗字研究，所表现出来的另一特点是极少有文字学、敦煌学等方面的学者参与其中。以张涌泉、黄征、王启涛等先生为例，在他们有关敦煌吐鲁番俗字研究的著作中，均很少涉及医学文献中的俗字。这既与医学文献在敦煌吐鲁番文献中所占的比例较小有关，也可能与学界未充分认识到医学文献中的俗字研究具有必要性、且具有重要意义有关。今以敦煌龙530《本草经集注》写本为例，就敦煌吐鲁番医学文献中俗字研究的

---

[1] 黄征：《敦煌俗字典》，上海教育出版社，2005，第266-267页。

重要意义,亦即敦煌吐鲁番医学文献俗字研究的必要性稍作探讨,求教于大方。

一、"药方"非涉雅言,俗字用例丰富

颜元孙《干禄字书·序》中称:"所谓俗者,例皆浅近,唯籍帐、文案、券契、药方非涉雅言,用亦无爽。"是中古时期,俗字在籍帐、文案、券契、药方等方面的文献中使用较多。敦煌文献中保留了中古时期籍帐、文案、券契、药方等方面文献的原貌,为俗字研究提供了极为丰富的材料。正如姜亮夫所说:"敦煌卷子刚好是关键,敦煌卷子以前的俗书、伪书、假书在敦煌卷子里面都可以看见了,敦煌卷子以后所用的省体字在敦煌卷子里也都找得出来了。"[1]王亚丽则以敦煌吐鲁番医学文献为对象,具体举例说明医学文献中的俗字有弥补当今字典中收字不全、书证不足之功,足证敦煌吐鲁番医学文献中所见俗字之丰[2]。观如今俗字研究的现状,不仅以颜元孙提到的籍帐、文案、券契等文献为材料的研究成为俗字研究的热门,以敦煌变文、愿文、王梵志诗、曲子词为材料进行俗字研究的亦不乏其人,但同样见于颜元孙举例使用俗字较多的"药方"文献,除了上举沈澍农、王亚丽等先生外,竟鲜有问津。

敦煌俗字研究,较具代表性的著作是张涌泉、黄征两位先生的《敦煌俗字汇考》(其中收入《敦煌俗字研究》)和《敦煌俗字典》等,今以张、黄两位先生的研究成果为基础,举例说明敦煌吐鲁番医学文献中的俗字能够增补两位先生未收之字、未收之形和新书证等三个方面的内容,论证敦煌吐鲁番医学文献中俗字对于俗字研究的意义。

---

[1] 姜亮夫:《敦煌学概论》,北京出版社,2004,第141页。
[2] 王亚丽:《敦煌写本为中古用字提供书证例考:以敦煌写本医籍为中心》,《求索》2011年第2期,第194-196页。

（一）医学文献中俗字可为敦煌俗字研究增加新字例

例 2 酙 酜 斟 枓 䊼 䣪 餠 餠

（1）龙530第38~第39行："中药一百廿种为臣，主养性以应人，无毒有毒，酙酌其宜。"

（2）龙530第63行："犹依本性所主，而兼复酜酌。"

（3）龙530第218行："斟酌详用，多获其效。"

（4）龙530第370~371行："凡用蜜，皆先火上煎，枓去其沫。"

（5）龙530第397行："右合药分剂䊼治法。"

（6）龙530第408行："中风脚弱、石䣪、钟乳、殷孽、孔公孽、流黄□。"

（7）龙530第522行："□石餠、人参、沙参、玄参□。"

（8）龙530第661行："石餠，陆英为之使，恶凝水石、巴豆，畏疆蚕、雷丸。"

按上8例中的"酙、酜、斟、枓、䊼、䣪、餠、餠"八个字形，《敦煌俗字汇考》和《敦煌俗字典》均未收录。除去每字左半边不论，八字右半边的部分并相似，其中（1）（3）（4）例中的右半部分很像是"斗"字，如《敦煌俗字典》中即收录"斗"字的俗写"卂"形[1]。但与"卂"字形相比，该三字右半边中的一撇穿过中间一横，似更像俗写的"升"字。如见于P.3287第115行的"升"字，钱婷婷、沈澍农即隶定为"升"[2]。（2）（5）两例中的右半部分可直接隶为"升"字，则该八字中（1）（2）例可隶为"酖"，（3）例可隶为"斟"。（4）（5）例可隶为"枓"。

"酖"字见于《碑别字新编》"斟"字下引《晋辟雍颂》。"斟"字亦见于《重订直音篇》，同"斟"。结合文义，"斟酌"为习语，此三例于

---

[1] 黄征：《敦煌俗字典》，第90页。

[2] 钱婷婷、沈澍农：《法藏敦煌中医药卷子"斗""升"辨》，《中国中医基础医学杂志》2012年第4期，第365-366页。

《大观本草》《政和本草》中亦并作"斟酌"。

(4)例《大观本草》《政和本草》并作:"凡用蜜,皆先火上煎,掠去其沫。"其中"𣁽"字,沈澍农识作"斵",认为是"料"字的俗写。"料"与"撩"音近义通,又与"掠"音近,故《大观本草》《政和本草》中作"掠"[1]。今按,从字形来看,"𣁽"或当隶为"籵"。《干禄字书》:"籵、料,上俗下正。"即"料"字。诚如沈先生所言,"料"为"撩"的音借字。《说文》:"撩,理也。"段注:"今多作料量之料。"《康熙字典》引《集韵》"撩,力吊切",下注:"音料,亦取也。"又《玉篇》:"撩,力条切,手取物也。""撩去其沫",即取去其沫。《大观本草》《政和本草》作"掠",沈先生言"掠"与"料"音近,当是。(5)例与(4)例同,《大观本草》《政和本草》亦作"右合药分剂料治法"。

(6)(7)(8)三例字形相同,并从角从升,与"石"连用,联系上下文来看,当是药物名称,该药物《大观本草》《政和本草》并作"石斛"。可知"觓"即是"斛"字的俗写。

以上八个字形在隶定之后并从"斗",而在书写时右半部分则并作"升"字的俗写之形,据此或可得出结论:由于字形相近,从"斗"的字在俗写中经常会写成从"升"。学者如贺昌群等均考证"升、斗"两字在俗写中易误[2],此处亦可为之补证。不仅"升、斗"两字,字中从"升、斗"者,亦容易相互讹误。

(二) 医学文献中俗字可为敦煌俗字研究增加新字形
例3 豹、豹

(1) 龙 530 第 468~第 471 行:"癫痫,龙齿角、牛黄、防葵、牡丹、白薇、茛菪子、雷丸、铅丹、钩藤、殭蚕、蛇床、蛇蜕、蜣螂、蚱蝉、白马目、

---

[1] 沈澍农:《中医古籍用字研究》,第 299 页。
[2] 贺昌群:《升斗辨》,见《贺昌群文集(第一卷):史学丛论》,商务印书馆,2003,第 529-539 页。

白**犳**血、豚卵、牛睹犬齿。"

（2）龙530第496~第498行："金疮，石胆、蔷薇、地榆、王不流行、白头公、钩樟根、石灰、**犳**头骨。"

按上举"**犳**、**犳**"两字形并从犬从勺，可隶作"犳"字。"犳"即"豹"字，《山海经·北山经》："堤山有兽，状如狗而文首，名曰犳。"《正字通·犬部》："犳，旧注之药切，音勺。兽，豹文。又音腰，兽，状似狗而文首。按犳即豹字，豹之省作犳，犹犲之省作犳，非分二字。"联系上下文，知"白犳血、犳头骨"当为药物名，即白豹血、豹头骨。而作为药物名称，白豹血不见于历代本草记载。豹头骨附见豹肉条下，首见于《食疗本草》，如《政和本草》引孟诜谓："豹头骨烧灰，沐头去风屑。"又见于《本草图经》等。但于此处作为主治金疮的药物似不通。

而这两例中《大观本草》《政和本草》并作"白狗血""狗头骨"，白狗血和狗头骨并附于牡狗阴茎条下，首见于《本草经集注》中："白狗血，味咸，无毒，主癫疾发作。""头骨，主金疮，止血。"联系此处上下文来看，作白狗血、狗头骨似更合适，则"犳"当识作"狗"的俗字。

"狗"之所以写作"犳"形，是因为在手写俗书中，"口"常简作"厶"，而"厶"又省作"、"，经历了"口→厶→、"这样的变化后，"句"便写成了"勺"。《敦煌俗字典》中收录"狗"的俗写字形五种，无"犳"形，此处亦能够为敦煌俗字研究增加新字形。

（三）医学文献中俗字可为敦煌俗字研究增加新书证

敦煌吐鲁番医学文献中，如"医、药、疾、病"等字的使用频率较高，往往更能够反映当时社会医药阶层对该字的书写与使用情况。以这些字在医学文献中的使用为例进行探讨，也能够更好地理解这些字背后的使用时间、使用阶层与环境等内涵。

例4 散

《敦煌俗字典》"散(sàn)"字条下收录见于Φ096《双恩记》中的

俗写"𣪘"形,原文作:"物外之言不挂心,情中境像专除𣪘。"[1]但除此之外,该字形还可作为"散(sǎn)"的俗字,表示药物剂型中的散剂。如《王力古汉语字典》中称"散(sǎn)":"屑状药。《三国志·魏书·华佗传》,针药所不能及,当需刳割者,便饮其麻沸散,须臾便如醉死无所知,因破取。"[2]龙530中,"𣪘"字形共出现12次,并可隶作"散",其中6次表消散、解散义,与《敦煌俗字典》举例义同。余6次表"屑状药"义,如第272~第273行:"凡散药有云刀圭者,十分方寸匕之一,准如梧子大也。"第367~第368行:"凡丸散用胶,皆先炙,使通体沸起燥,乃可捣。"

"𣪘"字形右上部简写,又可变作"散"形。"散"字形在龙530中共出现13次,除1次(第624行)表消散义外,余12次均表"屑状药"义。如第365~第367行:"若膏、酒、丸、散,皆须曝燥乃称之也。丸散止削上皮用之,未必皆洗也。"

例5 𨟵

《敦煌俗字典》中共收录"医"的俗字形10种[3]。"医"字在龙530中共出现18次,除一次写作"医"(第234行)外,余17次均写作"𨟵"形。该字形未被《敦煌俗字典》收录,但可视作由"醫"字形右上部两点写作两短横变化而来。"醫"字形《敦煌俗字汇考》和《敦煌俗字典》均已收录。又察《敦煌俗字典》收录10种"医"的俗字形,所举例以佛经、变文、字书等为主,无医学文献。首先,"𨟵"字可收入"医"字的俗写字形之中。其次,由于内容相关性,"𨟵"字形的使用在敦煌医学文献中使用频率很高,也应该作为书证材料补入其中。

二、医学专有名词有助于俗字辨识

对于敦煌俗字或中古俗字研究来说,俗字的辨识是首要之务,前

---

[1] 黄征:《敦煌俗字典》,第348页。
[2] 王力:《王力古汉语字典》,中华书局,2015,第411页。
[3] 黄征:《敦煌俗字典》,第489-490页。

辈学者对于俗字考辨的方法也多有总结和探讨。如张涌泉提出偏旁分析、异文比勘、归纳模拟、字书佐证和审查文义五种方法[1]。但在敦煌文献中，俗字使用的情况是十分复杂和纷繁的，在张先生提出的五种方法以外，其实也还有其他一些可帮助辨识俗字的方法。以敦煌吐鲁番医学文献为例，由于术语和疾病、药物名称等专有名词的使用较为普遍，从专有名词的角度对所使用的俗字进行反推，亦不失为一种考辨俗字的方法。

这种利用医药专门名词术语考辨字词的方法，在西夏学界经常使用。如聂鸿音在谈到西夏文医学文献的翻译时曾称："首先大致确定西夏药名译音字指向的汉语读音，然后参照医方的题名和内容到中原古书里寻找相同或相近的汉文医方进行对勘，最终逐一考定这些中药的汉文名称及相关的服用方法。"[2]即先确定西夏文药物名称所对应的汉文名称，然后再反过来对西夏文进行分析，从而得出结论。西夏文字是在汉字的基础上创建而来的，甚至有学者认为西夏文字就是汉字的一种异体字。将西夏学界在翻译西夏文所使用的这一方法引入到敦煌俗字的辨识研究中，亦当是行得通的。

例 6 鬲

该字形见于龙 530 第 144 行："病在胸鬲以上者，先食后服药。"《敦煌俗字汇考》《敦煌俗字典》均未收录。从上下文可知，"胸鬲"当是指人身体部位而言，《大观本草》《政和本草》并作"胸膈"。"胸膈"连用，作为医学术语，常用于表示人体部位，习惯的表达如胸膈之上、胸膈中、胸膈之间等。如《备急千金要方》卷十七第五："奔气汤，治大气上奔胸膈中。"《诸病源候论》卷二十"留饮候"："留饮者，由饮酒后饮水多，水气停留于胸膈之间，而不宣散，乃令人胁下痛，短气而渴，

---

[1] 张涌泉：《汉语俗字研究》，第 201 - 217 页。
[2] 聂鸿音：《从药名异译论西夏医方的性质》，《中华文史论丛》2014 年第 3 期，第 55 - 69 页。

皆其候也。"又"饮酒人瘀癖蓄痰候":"夫饮酒人大渴,渴而饮水,水与酒停聚胸膈之上,蕴积不散而成癖也。"或仅称"胸膈",如《素问·至真要大论》:"太阳之复,厥气上行,水凝雨冰,羽虫乃死,心胃生寒,胸膈不利。"故"𡕢"当是"鬲"的俗字,上部的一横和"口"部连在一起,下部的"冂"部两边缩短,"冂"内的部分增加笔画而成。"鬲"通"膈",在古代医学著作中十分常见,不烦举例。

例7 㚒

该字形见于龙530第607行,《敦煌俗字汇考》《敦煌俗字典》均未收录。上下文作:"药不宜入汤酒者,朱沙、雌黄、云母、阳起石、㚒石、流黄……"可知"㚒石"当为药物名称。《大观本草》《政和本草》中,该药物名称并作"矾石"。"矾石",龙530中并写作"樊石"或"𤓪石","樊"与"矾"同音借用,"樊"古同"焚",此处可视为"樊"字的俗写或讹写。故可推测"㚒"形当是"樊"字省略了上部中间的部分,下部的"大"形发生变化而成的俗字。

需要注意的是,从名词术语角度对敦煌吐鲁番医学写本中俗字进行考辨时,胸中往往已对该字有了成见,一不小心就会犯先入为主的错误,在具体运用过程中,应参考其他考辨方法综合使用,仔细甄别。

综上,敦煌吐鲁番医学写本中使用俗字的情况十分普遍,对敦煌吐鲁番医学写本中的俗字进行研究,不管是对医学文献的研究,还是对敦煌俗字的研究来说,都具有十分重要的意义,应引起相关学者的重视。

第二节　俗字研究与本草写本的校勘整理

张涌泉在谈到敦煌俗字研究的意义时说:"通晓俗字是整理校勘敦煌文献的最基础的一环,不通俗字,就无法做好敦煌文献的整理校勘工作。"[1]在敦煌吐鲁番出土本草写本的校勘整理

---

[1] 张涌泉:《敦煌俗字研究导论》,新文丰出版公司,1996,第93页。

中,就存在既往对俗字的重视度不够,以致在录文与校勘中仍存在不少问题。今以龙530为例,分析前辈学者因未辨俗字而引起的录文及校勘错误以说明之。并试从俗字研究的角度,对部分内容进行新校。

一、前辈学者误录俗字例

例8 "古"误作"右"

龙530第118行:"古人譬之植杨,斯理侃矣。"其中"古人",丛春雨录作"右人",误。

按龙530中,"古"字共出现6次,写法均是上部中间一竖向左倾斜,但并不超出下部"口"字,状似"右"字,而又有所区别。该字形其实不难辨识,误作"右人"后文句难通,也极易辨别,于校勘来说意义不大。但之所以在此提出,是因为该误常又会引起"苦"字被录成"若"字的错误,而"苦"与"若"的辨别就不是那么容易了。如俄藏敦煌本《明堂经》第27~第28行"上聊……主腰痛而清,苦呕",其中"苦"字,王杏林录作"若"。《甲乙经》《外台秘要方》并作"善",《医心方》作"苦"。王杏林以为《医心方》作"苦"是形近而讹[1]。按王先生之说不妥,该字当识作"苦"。首先,"苦"有患义,《汉书·贾谊传》:"臣故曰非徒病瘇也,又苦跅盭。"而"善"言多也,《诗·墉风》:"女子善怀。"《笺》:"善,犹多也。"《礼·文王世子》:"尝馈善,则世子亦能食。"《注》:"善谓多于前。"故作"苦"与"善"义同[2]。其次,联系到龙530中"古"字的俗写来说,该字亦当隶作"苦"。另外,"苦"字在龙530中共出现24次,写法与此均相似。而"若"字在龙530中共出现23次,写法均是作"若"或"若",与"苦"字相差较大。

---

[1] 王杏林:《跋敦煌本〈黄帝明堂经〉》,《敦煌研究》2012年第6期,第80-84页。

[2] 王兴伊、于业礼:《出土黄帝明堂经残卷校释》,《敦煌研究》2016年第4期,第91-96页。

例9　"寡"误作"寊"、"冥"误作"寡"

（1）龙530第143行："褚澄治寊妇、尼僧，异乎妻妾。"其中"寊妇"，范行准录作"寊妇"，丛春雨、马继兴并录作"寡妇"。

（2）第196~第197行："其畏恶相反，故自寊昧，而药类违僻，分两参差，亦不以为疑脱。"其中"寊昧"，范行准录作"寊昧"，丛春雨录作"冥昧"，马继兴录作"寡昧"，《大观本草》《政和本草》并作"寡昧"。

今按上举前一例中"寊"字当隶为"寡"是，见《碑别字新编》引《魏比丘僧智造像》。范先生作"寊"误。又其中"褚澄治寡妇、尼僧"为用典，出《褚氏遗书》。该书已佚，但后世相关记载和发挥较多，如罗天益谓："宋褚澄疗师尼寡妇，别制方者，盖有谓也。此二种寡居，独阴无阳，欲心萌而多不遂，是以阴阳交争，乍寒乍热，全类温疟，久则为劳。"

后一例中"寊"字当隶为"冥"，见《偏类碑别字》引《魏三级浮图颂》。"冥昧"，谓昏暗不明。唐杜光庭《道德真经广圣义》卷九："盖道冥昧，不以功为功，故百姓用之而不知也。"李白《当涂赵炎少府粉图山水歌》："此中冥昧失昼夜，隐几寂听无鸣蝉。"详该字形下部左侧有一短竖，是"冥"别于"寡"的关键笔画，其字当隶为"冥"。就文意看，"其畏恶相反，故自冥昧"句是针对前文的"庸医"说的，作"冥昧"，谓庸医"蒙昧无知"。而《大观本草》《政和本草》并作"寡昧"，当误。"寡昧"多是用作自我的谦称，在此处于义不合。如《梁书·侯景传》："朕以寡昧，纂戎下武，庶拯尧黎，冀康禹迹。"尹襄《谒元公祭文》："襄虽寡昧，诵读有年。"

例10　"旦"误作"且"

（1）龙530第146行："病在四支血脉者，宜空腹而在且。"

（2）第320~第321行："云晔时者，从今且至明且。"

（3）第153~第155行："夫大病之主，有中风、伤寒、寒热……黄疸、消渴、留饮……"

上举前两例中的"且""且"及"且"字,范行准并录作"且",以为"旦"字之讹。第(3)例中的"疸"字,范行准录作"疸",以为"疸"之讹。今按范先生误,四字皆是"旦"字的俗写之形,非讹字。"旦"字俗写作"且",见《偏类碑别字》引《魏任城文宣王太妃冯墓志》,是上部"日"两边竖笔向下拉长,与下部的一横连在一起,形成了与"且"字同形的字形。也可仅一边拉长与下部相连,如见于龙530中的"侣"字右半边即是。上举第(3)例"疸"字右下之形亦如是。又"旦"字常见的俗写又有在上下两部间加一短竖,作"旦"形,如见于《隶辨》引《孙叔敖碑》。如此,则例(1)中的"且"与例(2)中的"且"均是在上部两边向下拉长,以及上下两部间加一短竖的俗写基础上,衍生而成的又一俗写体。当然也可写成上部一边向下拉长,与上下两部间加一短竖之形,如见于龙530第333行和第361行的"且"字形。也有学者提出"旦"字属增笔避讳字[1],但该字形在唐以前就已经出现,判定属避讳字应当是不正确的。

例11 "悳"误作"真"

龙530第170~第172行:"自晋世已来,有张苗、宫泰、刘悳、史脱、靳邵、赵泉、李子豫等一代良医。"

其中"悳",范行准录作"真"字。今按,范先生误,该字形当隶为"悳"字,《敦煌俗字汇考》《敦煌俗字典》未收录。《字汇补》:"悳,丁则切,音德,义同。"《康熙字典》引《搜真玉镜》:"悳,同德。"其他如《四声篇海》《中文大辞典》等亦收录,并同"德"。该字当是由"惪"字演变而来。"惪",《正字通》:"惪,德本字。"《隶辨》:"德行之德,《说文》本作惪。德,升也。后人借用之,乃以惪为古字。"该字从直从心,是以范先生才会误识作"真"。联系该字所在上下文来看,刘悳,

---

[1] 持这种观点的学者如虞万里:《敦煌摩尼教〈下部赞〉写本年代新探》,《敦煌吐鲁番研究》(第一卷),1996,第37-46页;再如王丁:《柏林吐鲁番特藏中的一件出自交河的汉文摩尼教文书》,载高田时雄主编《唐代宗教文化与制度》,2007,第50页。

即名医刘德。宋代周守忠《历代名医蒙求》引《晋书》："刘德,彭城人。少以医方自达,长以才术知名。当朝缙绅,服膺附响。工治众疾,于虚劳尤为精妙,疗之随手而愈。犹是向风千里而至者多矣。官至太医校尉。"

例12 "皃"误作"儿"

龙530第340行"凡汤中用皃物"、343行"正尔皃用之"、344行"亦皃用之"、345行"亦皃煮之"、361行"用半夏皆旦皃"中"皃"字,范行准、马继兴录作"完",与《真本千金方》《大观本草》《政和本草》《医心方》并同。丛春雨皆录作"儿"。

今按范行准、马继兴作"完"是,丛先生误。"皃"为古"貌"字,但在此处却是"完"字上下部紧合而成的俗写,变成与"皃"字同形。《干禄字书》曰:"皃、完,上俗下正。"

该字又讹作"皃",见敦煌文献P.3731:"欲知病尽,其丸药皃出,即病尽。""皃出"即"完出",有两义,第一是作为检验病愈的一种方法,认为如果病愈,丸药服后会完整地出现在大便中;如果未愈,丸药会以散解的形状出现在大便中。如《备急千金要方》卷五第七"牛黄丸"条下:"药完出者病愈,散出者更服以药,完出为度。"《医心方》卷二十五第十四:"又方说,服紫丸,当须完出,若不出,出不完,为病未尽,当更服之。"P.3731此处即是此义。第二是指病理而言,与"完谷不化"义同。如《备急千金要方》卷十五第八"猪肝丸"条下:"治下痢肠滑,饮食及服药俱完出,猪肝丸方。"又《医心方》卷十一第三十引《集验方》云:"胃泄者,饮水不化,色黄,言所食饮之物皆完出不消也。"此义沈澍农已发[1],此处为之补《备急千金要方》《医心方》中"完出"例。

---

[1] 沈澍农:《中医古籍用字研究》,第258页。另,陈增岳《隋唐医用古籍语言研究》(广东科技出版社,2006)第120-121页关于"完出"一词的讨论也较详,所取用例多出《外台秘要方》《太素》等,此处姑存,以为补证。

例 13 "匝"误作"迎"

龙 530 第 322～第 323 行:"上之使󰀀󰀀沸仍下,下之取沸静乃上。"

其中"󰀀󰀀"两字,丛春雨录作"迎迎",马继兴录作"帀帀"。陈增岳亦录作"迎迎",但认为该字为"匝"之讹写,当作"匝匝"。《新雕孙真人千金方》《政和本草》并作"帀帀"。

今按陈增岳认为该处作"匝匝"是,但"󰀀"字并非"迎"之讹写,而是"匝"字上部的一横与左下部的"⌐"形分开,"⌐"形写作"辶"旁的俗体。《篇海》:"匝,亦作迊。"可证。《敦煌俗字汇考》及《敦煌俗字典》并收入该字形,沈澍农也已发之[1]。又《增韵》:"帀,俗作匝。"《干禄字书》:"迊,帀,上通下正。"知"匝"又可作为"帀"的俗字,"匝匝"亦可写作"帀帀"。"帀",《龙龛手镜·巾部》:"《随函》云,合作印字。"其上部为一直横,与上部为一撇的"帀"字不同。

关于"匝匝"或"匝匝沸",马继兴注为"盛貌"[2]。沈澍农以为非是,当是"周遍之义","匝匝沸"与"通体沸"义近。两位先生对于其在文献中的运用都没有举例说明,今补充如下。"匝匝",见于如《诸病源候论》卷五十第二百十七"蠼螋毒绕腰痛候":"疮初生之状,匝匝起,初结痞瘤,小者如黍粟,大者如麻豆。""匝匝沸",见于《太平惠民和剂局方》卷八"云母膏"下:"用文火煎,不住手搅,三上火,三下火。每上,候匝匝沸,乃下火,候沸定再上,如此三次。"可谓是对《本草经集注》此处"三上三下以泄其燋势,令药味得出。上之使匝匝沸仍下,下之取沸静乃上"实际运用的阐释。

例 14 "瓦"误作"凡"

(1)龙 530 第 353～第 354 行:"樊石,于凡上若铁物中熬。"

---

[1] 沈澍农:《〈本草经集注·序录〉文本辨正》,《医古文知识》1996 年第 4 期,第 23-26 页。

[2] 马继兴:《敦煌古医籍考释》,第 354 页。

(2)龙530第519~第524行:"虚劳男女,丹沙、空青、曾青……覆㼜子、巴戟天、牛膝……"

上举第(1)例中"于凡上",丛春雨录作"于凡上"。第(2)例中"覆㼜子",丛春雨录作"覆瓮子",并误。今按"㼜"当隶为"盆"字,张涌泉《敦煌俗字汇考》已有详论[1]。"凡"隶为"瓦",张先生也论述道:"盖'瓦'字或'瓦'旁俗书作'凡'(见《五经文字》和《干禄字书》),又或变体作'凡''几'等形……"[2]联系上下文,第353行中"若"为选择连词,义即"或",是说矾石炮炙时所用的方法是置于瓦上或铁物中。第524行"覆盆子"为药物名称,系专有名词。而在龙530中,"凡"多写作"凡"或"几"。

例15 "直"误作"宜"

龙530第360行:"宜理破作七八片,随其大小,并割削除冰处者。"马继兴录作"宜理破作七八片"。又第363~第364行:"旧方甘许过,今六七过便足。亦可宜煮之一沸,易水,如此三过,仍接洗便毕讫。"丛春雨、马继兴录作"亦可宜煮之一沸"。

今按上举两字形识作"宜"并误,前一例《真本千金方》《新雕孙真人千金方》《大观本草》《政和本草》《医心方》并作"直理破作七八片"。"直理"还见于病名"直理损折",《回回药方·接骨类》:"凡人骨的损折,有直理损折者,有横理损折者。""理"义为"纹理、条理","直理"与"横理"相对,"直"犹"竖"也。杜牧《阿房宫赋》:"直栏横槛。"义同。此处"直理破作七八片"是就附子一药的炮炙方法而言,即竖着沿附子的纹理破作七八片,作"直理"义胜。

后一例中《大观本草》《政和本草》《医心方》并作"亦可煮之一两沸",无"直"字,多"两"字。"直煮之一沸","直"义犹"只",当训为"仅仅"。《孟子·梁惠王上》:"直不百步耳。"《荀子·礼论》:"直无

---

[1] 张涌泉:《敦煌俗字汇考》,第416页。
[2] 张涌泉:《汉语俗字研究》,第211页。

由进之耳。"文中言半夏一药的炮炙方法,承上文"旧方甘许过,今六七过便足","直"字在句中起到文义转折的作用,作"宜"字义不胜。《大观本草》《政和本草》《医心方》等作"亦可煮之一两沸",两可。

在龙530中,该字形还见于第237行(写作"宜",与上举两例同,可相互为证),前辈学者并作"直"。除此以外,"直"字在龙530中还写作"宜"(第638行),《敦煌俗字典》中收录该字形。

例16 "荼"误作"茶"

龙530第532~第533行:"好眠,通草、孔公孽、马头骨、牡鼠目、荼茗。"

其中"荼茗",丛春雨录作"茶茗",误。按该字原写作"荼",下部所从"余"中间一竖向上超出两横之外,与"茶"字也容易相混。丛先生也可能是因为后一字"茗"而误前一字为"茶",而不知"荼"亦"茶"也。《新修本草》残卷第十三以"茗"和"苦荼"列为一条,《本草纲目》果部第三十二卷"茗"条下引寇宗奭曰:"苦荼,即今茶也。""荼茗"连用在古籍中也较为多见,如《茶经》卷下引《神农食经》:"荼茗久服,令人有力悦志。"等等。

又在龙530中,"余"字亦多写作"余"形,《俗字典》已收录。

例17 "餐"误作"食"

龙530第573行:"人溺及冷水,及飡土,食蒜、鸡毛烧咽并解之。"

其中"及飡土",丛春雨、马继兴录作"及食土",与《医心方》同。《大观本草》《政和本草》并作"土浆",无"及"字。今按作"及飡土"是。"飡",《集韵》:"七安切,音餐。"《宋元以来俗字谱》:"餐,俗作飡,非。"餐,《说文》:"吞也。"此处"飡土"与"食蒜"并举,"飡"作动词,与《说文》训"餐"为"吞"义洽。

以上所举十例都是较有代表性的因未明俗字而误录原文的例子,有些虽然对于文义理解不是十分的关键,但在校勘学上仍具有普遍的意义,故笔者不厌琐碎地罗列在此。目的是为了引起相关学者的注意,并以此类推,对更多医学古籍文献进行梳理,或者可以发现许多医学古籍异文的产生正是因为俗字的抄写演变造成的。

二、前辈学者误校俗字例

前辈学者因未辨俗字而误录之处比较容易辨别,只要参照原卷图版,对俗字进行辨识,得出正确录文即可。但对于前辈误校之处,辨别起来却是十分不易。除了对前辈学者的录文校语进行辨别,还要对敦煌吐鲁番出土本草写本与传世文献的异文进行深入研究,参考多种文献材料,以辨别是非,得出结论。不过前辈学者对龙530误校之处,与俗字密切相关的不多,下文试举一例说明。

例18 "目"误校作"因"

龙530第110~第112行:"耶者不正之目,谓非人身之常理,风寒暑湿,饥饱劳佚,皆各是耶,非独鬼气疾厉者矣。"

其中"耶者不正之目",范行准认为"目"是"因"字之误,丛春雨、马继兴、陈增岳并径录作"因",未予说明。今按《大观本草》《政和本草》"目"并作"因"。龙530中,"因"多俗写作"囙",与"目"字形相近,易发生讹误。

但"邪者不正之目"一语在《素问》王冰注中出现过三次,分别是《素问·脏气法时论》:"夫邪气之客于身也,以胜相加。"王冰注:"邪者,不正之目,风寒、暑湿、饥饱、劳逸皆是邪也,非唯鬼毒疫疠也。"《素问·针解》:"邪胜则虚之者,出针勿按。"王冰注:"邪者,不正之目,非本经气,是则谓邪,非言鬼毒精邪之所胜也,出针勿按,穴俞且开,故得经虚,邪气发泄也。"《素问·六微旨大论》:"帝曰,何谓邪乎?"王冰注:"邪者,不正之目也。天地胜复,则寒、暑、燥、湿、风、火六气互为邪也。"是"目"字非讹,《大观本草》《政和本草》作"因"可能是考虑到后文的"风寒暑湿,饥饱劳佚"都是对病因描述的缘故。

又"不正之目"自然是相对"正之目"而言,《太平经》卷五十六至六十四:"惟天地之明,为在南方,巳午同家,离为正目,当明堂之事。""目"犹"称""谓",即"名目"之"目"。"邪者不正之目"相当于"邪"

即"不正"之称、"邪"即"不正"之谓。《大观本草》《政和本草》作"因"其实不通[1]。

三、利用俗字新校勘例

同样地,从俗字的角度也可以对龙530与相关传世文献之间的异文进行校勘。这其实在校勘学上已有广泛的应用基础,在以前的训诂学上大多归入"形训"或"辨字形"一类,张涌泉将其归入"理校"中[2]。今单独作为对医学古籍进行校勘的一个方面,简单举例以为说明。

例19 "杀生"当作"煞害"

龙530第4行:"造耕种以省煞害之弊。"

其中"煞害",羽40同,《大观本草》《政和本草》并作"杀生之弊"。今按,煞,同"杀"。"害",《龙龛手镜》:"音悟,寝觉有言。"于此处不通。丛春雨认为"害"同"生",不知何据。此处当识为"害"的俗写之形,见于《偏类碑别字》引《魏东阿县公元顺墓志》以及《广碑别字》引《魏元钦墓志》等。又"杀害"乃常语,古书多有用之者。如《千金翼方》卷二十九第一:"十善者……四不行杀害……"《遵生八笺·清修妙论笺》上卷引《道院集》:"轻侮于人必减算,杀害于物必伤年。"《本草蒙筌》"狼毒"条下:"走兽飞禽,亦堪杀害。"均可证"杀害"成文,毋须改作"杀生"。"害"又写作"害",龙530第78行"不得以私情为害","害"即作"害"。《四声篇海》:"害,何赖切,伤也。正作害。"《字汇补》:"害,害字省文。"又见于《金石文字辨异》引《唐主峰碑》、《广碑别字》引《魏元融墓志》等。

例20 "条理"与"修理"通用;"修"当作"循"

(1) 龙530第13行:"但后人多更循饬之耳。"

---

[1] 张小艳《〈敦煌医药文献真迹释录〉校读记》(《敦煌吐鲁番研究》第十七卷,第5-24页)一文中亦涉及此例,与拙文观点一致,可参。

[2] 张涌泉:《敦煌写本文献学》,第717页。

(2) 龙530第147~第148行："案其非但药性之多方,节适早晚,复须脩理。"

(3) 龙530第166~第167行："至汉淳于意及华他[佗]等方,今之所存者,亦皆脩药性。"

(4) 龙530第177~第178行："或时用别药,亦脩其性度,非相踰越。"

在龙530中,"脩"字形共出现4次,黄征已收入《敦煌俗字典》中,隶作"脩"。修,《说文》:"脩,脯也。"原意为肉脯。后多与"修"字混同,《正字通》:"《说文》,脩,脯也。修,饰也。分为二,今脩、修通。"《王力古汉语字典》:"修是修饰,脩是肉脯。汉隶以后,修饰的修多混作脩,但肉脯的脩决不作修。"[1]

今按上举第(1)例中"脩餝",《大观本草》《政和本草》并作"修饰",与黄先生所隶定同。第(2)例中"脩理",范行准录作"条理",《大观本草》《政和本草》并作"条理",《太平惠民和剂局方》附《指南总论》卷上引作"调理"。按作"调理"是,"条"是"调"的音借字,指调养护理。《千金方》卷一第四:"生候尚存,形色未改,病未入腠,针药及时,能将节调理,委以良医,病无不愈。"《千金翼方》卷十四第三:"人非金石,况犯寒热雾露,既不调理,必生疾疠,常宜服药,避外气,和脏腑也。"《诸病源候论》卷十七第三十"痢后虚烦候":"痢断之后,气未调理,不能宣畅,则肤腠还相搏脏腑。"且"脩"也可读如"条"。《集韵》:"他雕切,音桃。"《汉书·外戚恩泽侯表》:"孝景将侯王氏,脩侯犯色。"颜师古注:"脩,音条。"是原文作"脩理"无误,毋须改动。《证类本草》厚朴条引《雷公炮制论》:"每脩一斤。"天启二年(1622)刻本《雷公炮制药性解》"脩"作"条",是证两字通用。校注者不谙,据《大观本草》《政和本草》改作"条"。

第(3)例中"脩药性",丛春雨、马继兴录作"备药性",《大观本

---

[1] 王力:《王力古汉语字典》,第30页。

草》《政和本草》并作"条理药性"。按此处作"备药性"与"条理药性"义皆难通,"循"当作"循"字,形近而讹。钱超尘在文章中引到龙530该行,即作"循"字[1]。《肘后方》卷一第二:"尸蹶之病,卒死而脉犹动,听其耳中循循如啸声。"《诸病源候论》卷二十三第三"尸厥候"作:"听其耳内,循循有如啸之声,而股间暖者是也。"《医心方》卷十四第六引《诸病源候论》作:"修修有如啸之声。"沈澍农即认为"修修"是"循循"二字形讹[2]。可证两字易互讹。"循药性",即谓遵循药性。

第(4)例中"亦循其性度",《大观本草》《政和本草》并作"亦循其性度"。可与第(3)例可相互为证,亦作"循"是,当据《大观本草》《政和本草》改。

例21 "委"毋须改作"授"

龙530第361~第363行:"以热汤洗去上滑汁,手委之,皮释,随剥去,更复易汤委之,令滑尽。"

其中"手委之",马继兴录作"手挪之",丛春雨、陈增岳作"手授之"。丛先生并将"授"校为"挪",认为"授"乃"挪"之古写体。"更复易汤委之",丛春雨、马继兴、陈增岳并作"更复易汤洗之"。今按以上两处,《大观本草》《政和本草》并作"以手授之"及"更复易汤洗之",是以上诸位先生录文所据。但从字形上来看,该字形当隶为"委"字。委,《说文》:"推也。从手委声。一曰两手相切摩也。"徐铉注:"今俗作授,非是。"段玉裁注:"摧也。摧各本作推,今依《玉篇》《韵会》《文选注》、玄应《梵书音义》正。摧者,挤也。周礼守祧、礼经士虞、特牲、少牢隋祭。或作隋、作堕。或作授。或作绥。隋当是正字。授、绥当是叚借……"《康熙字典》:"按委与授同。诸书互用,不必泥。"可知,"委"与"授"音义并同。

又段玉裁注:"奴禾切。"《正韵》亦云:"奴何切,音那。义同。"

---

[1] 刘衡如、刘山永、钱超尘、郑金生:《〈本草纲目〉研究》,第2125页。
[2] 沈澍农:《中医古籍用字研究》,第293页。

"挪",《唐韵》:"诺何切。"《集韵》:"囊何切,音傩。搓挪也。"是"捼"与"挪"音义亦同。"捼""挼""挪"三字为异体,此处当据原文献录作"捼",而毋须改作"挼"。《医心方》卷一第六引《本草》作"楼",是因为敦煌文献中"手"旁与"木"旁在俗写时常相混写,与"捼"同。正如张涌泉所说:"敦煌卷子中表意的偏旁常因形近而换用,较为常见的有:衤作礻、巾作忄、十作忄、木作扌、匚作辶、力作刀、瓜作爪……"[1]亦可证原文作"捼"。

例22　"止"讹为"心""二""正""上"

龙530第351~第352行:"枳实去其核,⊔用皮,亦炙之。"

其中"⊔用皮",范行准录作"心用皮",误。今按该字形当隶为"止"字。在龙530中,该字形还出现过其他3次,分别位于第160行("各止说病之一名")、第321行("亦有止一宿者")和第366行("丸散止削上皮用之"),并作"止"。《敦煌俗字汇考》已收录该字形,隶作"止"[2]。又联系上下文来说,此处作"止用皮","止"作副词,义犹"只"。如柳宗元《三戒·黔之驴》:"技止此耳。"沈括《梦溪笔谈·活板印刷》:"若止印三二本未为简易,若印数十百千本则极为神速。"《敦煌俗字典》亦收录"止"字的俗写有"凸"形,引颜元孙《干禄字书》称:"凸、止,上通,下正。"[3]可以看出"⊔"当是从"凸"变化而来。

"止"俗写作"⊔",与"二"相近,也容易发生讹误。如龙530第353~第354行:"矾石于凡上若铁物中熬令沸,汁尽二;礜石,皆黄土泥苞。"文中"汁尽二"不通。核《大观本草》《政和本草》中并无"二"字,而于"汁尽"下有"即止"两字。"止"写作"⊔"形,与"二"形近,故此"二"当为"止"字形误。"止"字既误,"即"字又脱,故讹如此。

---

[1]　张涌泉:《敦煌俗字研究导论》,第185页。
[2]　张涌泉:《敦煌俗字汇考》,第509页。
[3]　黄征:《敦煌俗字典》,第554-555页。

当据《大观本草》《政和本草》改。

由于字形相近的原因,在龙530中,还出现了"止"讹为"正"以及"止"与"上"互讹的现象。

"止"讹为"正",如龙530第201~第202行:"五经四部,军国礼服,若详用乖越者,正于事迹非宜耳。"其中"正于事迹非宜耳"一句,《大观本草》《政和本草》并作"止于事迹非宜尔",并于其上有"犹可矣"三字。按作"止"是。此处义"详用乖越"于"事迹"不宜,"止"作转折副词。龙530作"正"不通。如龙530第642~第643行:"又《神农本经》相使,止各一种,兼以《药对》人('人'系衍文)参之,乃有两三,于事亦无嫌。""止各一种",《大观本草》《政和本草》并作"正各一种",难通,"正"当是"止"之形误。

"止"与"上"字形亦十分相近,两者常相讹误。如龙530第366行"削上皮",丛春雨即误录"上"作"止"字。其他再如第323行"乃上",《新雕孙真人千金方》《大观本草》《政和本草》并作"良久乃止",《医心方》作"良久乃上"。联系上下文作"三上三下,以泄其燋势,令药味得出。上之使匝匝沸仍下,下之取沸静乃上,宁欲小生",按当作"上"是。此处"上之……仍下,下之……乃上"是承上文"三上三下"而言,与上文构成"分承"的修辞手法,作"止"义不胜。

例23 "杋"即是"艽"

龙530第669行:"秦杋,昌蒲为之使。"其中"秦杋",丛春雨录作"秦利",马继兴录作"秦艽",《真本千金方》作"秦胶",《新雕孙真人千金方》《大观本草》《政和本草》并作"秦艽"。

今按,杋,《康熙字典》引《川篇》:"音永。木也,子可食也。"是知秦杋作为药物名称亦通。但何以后世并作"秦艽"?再查《大观本草》《政和本草》秦艽条下引《唐本注》云:"本作札,或作纠,作胶,正作艽也。"是秦艽或作"秦札",或作"秦纠"。又李时珍《本草纲目》卷十三"秦艽"条下:"恭曰,秦艽俗作秦胶,本名秦糺。"又云:"秦艽出秦中,以根作罗纹交纠者佳,故名秦艽、秦糺。"秦艽又作"秦糺"。

"艽",《说文》:"艽,远荒也,从艹九声。"段注:"巨鸠切。"字或从"丩",可写作"艼",《唐韵》《集韵》并言:"艼,居由切,音鸠。"《康熙字典》:"按艼,字亦作艽,亦作芁,本作茊。"《本草纲目》既言秦艽"以根作罗纹交纠者佳",可知"艼"字"艹"旁或可写作"纟"旁,即是"纠"字,则秦艽可写作"秦纠"。"纠"字又可俗写作"糺",故"秦艽"又称"秦糺"。而"纠"字俗体还可写作"刹",秦艽"以其"根"可为药,故作为药名"秦纠"的"纠"或"刹",其"纟"旁也可换作"木"旁,又可写成"秦札"或"秦利","札、利"可以认为是"纠"的换旁俗体字。以图画示之如下。

秦艽→秦艼→秦纠→秦糺→秦札
　　　　　　　↘
　　　　　　秦刹→秦利

以上所举五例,虽说是从俗字的角度进行校勘,但在具体运用时其实是使用了多种校勘的方法,如将利用俗字与利用异文、利用修辞等方法结合起来,综合分析,才得以顺利解决问题。事实上,对医学古籍进行校勘,应如段逸山师所言"为了求得充足的依据,宜尽可能多地采用各种校勘方法"[1],综合利用各种方法与材料,谨慎分析,小心求证,才能最终达到校勘目的。

第三节　俗字研究应注意辨别讹字

段逸山师在谈到医学古籍中的通假字时曾告诫说:"对于通假字,不要像看蚂蚁似的,站起来看不到,蹲下来一大片。"[2]段师的告诫对于敦煌吐鲁番出土医学文献中的俗字研究来说也同样适用。如对于前人关于敦煌文献"讹火"的观点,张涌泉、黄征等均大力反对,

---

[1]　段逸山,《段逸山举要医古文》,天津科学技术出版社,2010,第316-317页。
[2]　段逸山:《段逸山举要医古文》,第38页。

但并非敦煌文献中所有与正字不同的字均可视为俗字,而不存在讹字。尤其是对于本草写本乃至全部医学文献来说,由于其大多是在民间传播,抄写人员比较复杂,写本中除大量出现流行于当时民间的俗字外,讹字的大量存在也同样不可忽视。

但俗字与讹字辨别起来并非十分容易,一是因为俗字的产生原因之一就是源于讹写。黄征《敦煌俗字典·前言》对敦煌俗字种类的分析中,就有一类是"隶辨形讹俗字"[1]。张小艳也谈道:"有的俗字形成之初就源于点画的错讹,沿用久了便成了俗字,正如《颜氏家训·书证》所言'自有讹谬,过成鄙俗'。"[2]其次,有些讹字形的产生与俗字形的产生方式一致,难以区分。如敦煌俗字中有一类是通过偏旁部首的混用而产生的,张涌泉称为"意符形近换写"[3],黄征则将其归入"部首混用俗字"和"偏旁混用俗字"中[4]。但有些字形的出现也是因为偏旁部首的讹写而产生的,很难区分其为俗字还是讹字。如龙530中出现的"蓰"字即是此例。

例24 "蓰"为"筛"的讹俗字

龙5301:

(1) 第299行"凡蓰丸药"。

(2) 第299~第300行"蓰散草药"。

(3) 第301行"凡蓰丸散药竟"。

(4) 第304行"亦可以葛布蓰令调"。

(5) 第370行"不可蓰者"。

(6) 第375行"乃复都以轻疏绢蓰度之须尽"。

今按龙530中凡六次出现"蓰"字,《大观本草》《政和本草》并作"筛",前辈诸先生亦径录作"筛",不作说明。

---

[1] 黄征:《敦煌俗字典》,第29页。

[2] 张小艳:《敦煌书仪语言研究》,商务印书馆,2007,第188页。

[3] 张涌泉:《汉语俗字研究》,第53页。

[4] 黄征:《敦煌俗字典》,第31-32页。

蓰，《集韵》："想氏切，音玺。草名。"又《孟子·滕文公上》："或相倍蓰。"朱熹注："蓰，音师，又山绮反；五倍也。"又离蓰，韩愈、孟郊《秋雨联句》："离蓰不能翙。"诸义于此并不通。查《真本千金方》"乃复都以轻疏绢蓰度之须尽"句中"蓰"作"簁"，而《医心方》更是除上举第(3)例外，余均作"簁"。簁，《说文》："簁箄，竹器也。"朱骏声《说文通训定声》："今俗谓之筛。"《急就篇》："簁箄箕帚筐箧篓。"颜师古注："簁，所以筹去粗细者也，今谓之筛。"《广韵》："簁，所宜切……又所绮切。"《集韵》："簁，山皆切。"是"簁"为"筛"之本字，俗写作"筛"。后"筛"字流行较广，反客为主，"簁"反而成了冷僻字。

龙530中将"簁"写作"蓰"字，可以视为古人在抄写时，"竹"部与"艹"部混用的结果。如在同一卷子(龙530)中多处出现的"茚"字，张涌泉《汇考》收入，以为是"节"字的俗写字。引《干禄字书》云："茚、节，上俗下正。"可参[1]。不过，"簁"字在此处作从艹之形，写成与"蓰"字同形的字形，或者又可视为俗字[2]。

其实要做到正确区分敦煌吐鲁番出土本草写本中的俗字与讹字，最为稳妥的办法还是将其置于文献上下文中，综合利用异文比较、审音辨形、考证字义等多种方法进行深入研究。

例25　"画"讹为"昼"

龙530第2~第3行："昔神农氏之王天下也，昼易卦以通鬼神之情。"第9~第10行："但轩辕以前，文字未传，如六爻指垂，昼象稼穑，即事成迹。"

今按其中"昼易卦"与"昼象稼穑"句义不通，《大观本草》《政和本草》两"昼"字并作"画"，当是。《太平御览》卷九引王子年《拾遗

---

[1]　张涌泉：《敦煌俗字汇考》，第730页。
[2]　笔者曾向沈澍农、张小艳两位先生请教，两位先生都更倾向于将该字视为俗字。沈先生更认为此字可归入由讹写产生的俗字一类，或称之为"讹俗字"，其意见可参。

记》："伏羲坐于方坛之上,听八风之气,乃画八卦。"司马贞《补史记·三皇本纪》："近取诸身,远取诸物,始画八卦,以通神明之德,以类万物之情。""昼"与"画"两字形近,故误,当据《大观本草》《政和本草》改。

例 26 "育"讹为"肓"

龙 530 第 46 行："天道仁肓,故云应天。"

今按《大观本草》《政和本草》并作"天道仁育",是,当据改。"仁育"系习语,《史记·司马相如传》："于是大司马进曰,陛下仁育群生,义征不憓……"《全唐文》卷四十八："政有敦本示俭,庆有格天漏泉,恩翔春风,仁育群品,而功成不处,褰裳去之。"

例 27 "关"讹为"开"

龙 530 第 128 行："如此岂得开于神明乎?唯当懃药治为理耳。"

今按"开于"两字不通,《大观本草》《政和本草》"开"并作"关",范行准、丛春雨、马继兴、陈增岳并录作"关",是。当据《大观本草》《政和本草》改。"关"俗写可作"開",与"开"形近,常相讹误。刘文典在《淮南鸿烈集解·道应训》"东开鸿蒙之光"下讨论甚详,今摘引如下："王念孙云,东开鸿蒙之光,开当为关,关字俗书作開(唐颜玄孙《干禄字书》曰,開、关,上俗下正)。開字俗书作开,二形相似,故关误作开(《庄子·秋水篇》,今吾无所开吾喙。《释文》,开,本亦作关。《楚策》,大关天下之匈。今本关误作开。《汉书·西南夷传》,皆弃此国而关蜀故檄。《史记》关误作开。《说文》,管,十二月之音,物关地而牙,故谓之管。今本亦误作开)。"[1] 医学著作中,"关"讹为"开"的例证有《灵枢·根结》："太阳为开。"《太素》卷十"经脉根结"作"太阳为关"。萧延平校曰:"平按:'太阳为关','关'字《甲乙经》《素问》《灵枢》均作'开'。日本钞

---

[1] 刘文典:《淮南鸿烈集解》,上海书店,1996,第 98 页。

本均作'關',乃'关'字省文。"[1]

例28 "羙"讹为"羹"

龙530第212~第214行:"复患今承藉者,多恃衔名价,亦不能精心研解,虚传声羹,闻风竞往。"

今按其中"虚传声羹"句义不通。《大观本草》《政和本草》"羹"字并作"羙",是,当据改。"声羙"犹言"羙声名",《三国志·诸葛亮传》:"是以羙声溢誉,有过其实。"唐代储光仪《秋庭贻马九并序》:"夫君羙声德,直道期终始。""羙"与"羹"形近,故讹,作"声羹"不通。

例29 "秬"讹为"𥠖"

龙530第262~第263行:"虽有子谷𥠖黍之制,从来均之已久,正尔依此用之。"

今按其中"𥠖"字义未明,《大观本草》《政和本草》并作"秬"字。考"𥠖",当为"秬"之讹写。"秬",《说文》:"黑黍也。"《书·洛诰》:"以秬鬯二卣。"《传》:"秬鬯,黑黍香酒也。""子谷秬黍之制"系用典,典出《汉书·律历志》:"度者,分寸、尺、丈、引也,所以度长短也。本起黄钟之长,以子谷秬黍中者,一黍之广,度之九十分,黄钟之长。"

另外,在敦煌吐鲁番出土本草写本中,利用医学术语、药物名称等固有名词进行辨别,部分俗字与讹字的关系也比较容易区分。

例30 "鸥"讹为"颈"

龙530第406行:"颈头。头面风、芎䕯、薯蓣……"

今按龙530中论述疾病所主药物,一般格式是疾病名称后跟所主疾病的药物名称,未有疾病名称连用的现象。且"颈头"亦非疾病名称,于此处出现不通。察《大观本草》《政和本草》并无此两字,而于上文"风眩"所主药物下有"鸥头"一药。鸥头,出《名医别录》,气味"咸、平,无毒",主"头风目眩颠倒、痫疾"。"鸥"或写作"鵶",《集

---

[1] 杨上善撰注《太素》,萧延平校正,王洪图、李云增补点校,科学技术文献出版社,2000,第68页。

韵》:"鶂,同鷗。"敦煌俗字中"巠"旁常写作"䙺"形,易与"至"旁讹混,故此处"鶂"讹为"颈"。当据《大观本草》《政和本草》改。

第四节 本草写本校勘整理的多种方法与原则

本章以龙 530 为例,从俗字的角度谈及敦煌吐鲁番出土本草写本的校勘整理问题。但对于写本文献来说,校勘整理并非易事,更多的是还需要综合多种方法,才能得出更为精确的文本。校勘中,也有一些原则问题,如切忌轻改原文等,本节稍作探讨,附志于此。

一、利用出土文献校勘

在敦煌吐鲁番出土本草写本中,和龙 530 一样,保留有《本草经集注·序录》内容的其他写本,还有羽 40《新修本草》残卷。该残卷所载内容中属陶隐居序的部分,共存文字 21 行,约对应于龙 530《本草经集注》残卷的第 1~第 35 行。两者都是现存《本草经集注·序录》较早的版本,书写年代并在《大观本草》和《政和本草》之前,可以相互校勘。在参以《大观本草》《政和本草》后,对恢复《本草经集注·序录》的原貌,能够取得一些校勘方面的成果。兹就所得校记 8 则,详说如下。

例 31 "宣药疗疾"当作"宣药疗"

龙 530 第 2~第 5 行:"昔神农氏之王天下也,画易卦以通鬼神之情,造耕种以省煞害之弊,宣药疗以拯夭伤之命。"

其中"宣药疗"一语,羽 40 同,《大观本草》《政和本草》并作"宣药疗疾"。按,作"宣药疗"是,此与上文"画易卦""造耕种"相对成文,结构一致,加一"疾"字则不叶。又,其下云"此三道者,历群圣而滋彰"之"三道",正谓"画易卦""造耕种""宣药疗"三者,故"宣药疗"后无由赘一"疾"字。另,金陵本《本草纲目》卷一引《名医别录序》(其实是《本草经集注序》)中亦无"疾"字,刘衡如等注曰:"《本草集注》无此字,与上二分句结构一致。当是后人沾注,误入正文,今加括号。"[1]甚是[2]。

例 32 "秦皇所禁"当作"秦皇所焚"

龙 530 第 13~第 14 行:"秦皇所焚,医方卜术不预,故犹得全录。"

其中"秦皇所焚",羽 40 作"秦皇所禁",《大观本草》《政和本草》并作"秦皇所焚"。按,作"焚"是,指秦始皇"焚书坑儒"事而言,"禁"乃是因形近而讹。相似的表述如《史记·儒林传》:"秦时焚书,伏生壁藏之。"又同篇:"礼固自孔子时而其经不具,及至秦焚书,书散亡益多,于今独有士礼,高堂生能言之。"等等。不过从文义上来看,"秦皇所禁"亦可通。

例 33 "所出郡县"当作"生出郡县"

龙 530 第 17~第 18 行:"生出郡县,乃后汉时制,疑仲景、元化等所记。"

其中"生出郡县",羽 40 作"出生群县",《大观本草》《政和本草》并作"所出郡县"。按,羽 40 作"出生群县","群"当是"郡"之讹字。《直斋书录解题》卷十八《石林总集》条下说叶梦得:"晚两帅金陵,当乌珠(兀术)临江,移三山平群(一作郡)寇,其功不可没也。"据文义可知,"郡"即是"群"之误,可见"郡"与"群"两字形近,常相讹误。而"出生"则是"生出"两字倒文,龙 530 作"生出郡县"是。《大观本草》《政和本草》引陶隐居序中虽作"所出郡县",但在所引《嘉祐补注总序》中,并有"或疑其间所载生出郡县有后汉地名者,以为似张仲景、华佗辈所为"语,又引《本草图经》序有"生出郡县,则以《神农本草经》为先"等语,足证原文应是"生出郡县"。

---

[1] 刘衡如、刘山永、钱超尘、郑金生:《〈本草纲目〉研究》,第 3 页。
[2] 张小艳:《〈敦煌医药文献真迹释录〉校读记》(《敦煌吐鲁番研究》第十七卷,第 5-24 页)一文中亦涉及此例,可参。

例 34 "虫树无辨"当作"虫兽无辨"

龙 530 第 21~第 22 行:"或三品混糅,冷热舛错,草石不分,虫树无辨。"

其中"虫树无辨",羽 40 同,《大观本草》《政和本草》并作"虫兽无辨"。今按,范行准在对龙 530 进行录文校注时,曾注曰:"其云'虫树无辨'者,盖指五倍子一类药耳,故写本作'虫树无辨'是。"[1]但《神农本草经》和《本草经集注》均未收入五倍子一药,故范先生此说难以成立。且联系上下文来看,此处陶弘景是为了说明以前本草著作的不足,所以有"三品混糅,冷热舛错,草石不分,虫兽无辨"等语。"虫兽"当与"草石"一样,都是就药物的分类而言,而下文言"玉石、草木三品"及"虫兽、果菜、米食三品"等,并无"虫树"之名。故此处虽两出土文献均作"虫树无辨",然义终不如"虫兽无辨"胜,当据《大观本草》《政和本草》改。

例 35 "识智有浅深"当作"识致浅深"

龙 530 第 23~第 24 行:"医家不能备见,则识致浅深。"

其中"识致浅深",羽 40 同,《政和本草》《大观本草》并作"识智有浅深"。马继兴校勘龙 530 时改作"则识智(有)浅深",注:"智,假为致。"[2]按,作"识致浅深"是。《世说新语·赏誉第八下》:"王长史与左司马书,道渊源识致安处,足副时谈。"《旧唐书·李昙传》:"工部尚书李昙,体含柔嘉,识致明允。"是"识致"谓识见意趣,不烦与"识智"通假。且该句与上文"医家不能备见",下文"今辄苞宗诸经,研括烦省"皆暗含四字句,句例一致,多一"有"字则不叶。

例 36 "土地"当作"土地所出"

龙 530 第 27~第 28 行:"分别科条,区畛物类,兼注詺世用,土地

---

[1] 范行准:《敦煌石室六朝写本本草集注考》,载段逸山主编《中国近代中医药期刊汇编》,2012,第 5 辑 12 册第 299-312 页、第 470-480 页,第 13 册第 28-52 页。

[2] 马继兴:《敦煌医药文献辑校》,第 594 页。

及仙经道术所须。"

其中"土地",羽40、《大观本草》《政和本草》并作"土地所出"。按,作"土地所出"是。一是下文"药有酸咸甘苦辛五味,又寒热温凉四气及有毒无毒、阴干曝干,采治时月生熟,土地所出,真伪陈新,并各有法"可证;二是"土地所出"系习语,如《史记·大宛列传》,张守节《正义》引万震《南州志》云:"在天竺北可七千里,地高燥而远。国王称'天子',国中骑乘常数十万匹,城郭宫殿与大秦国同。人民赤白色,便习弓马。土地所出及奇伟珍物,被服鲜好,天竺不及也。"又《后汉书·朱晖传》:"肃宗时,尚书张林请复用均输法,晖以为不可。"李贤注:"武帝作均输法,谓州郡所出租赋,并雇运之直,官总取之,市其土地所出之物,官自转输于京,谓之均输。"

例37 "可贻诸知音尔"当作"可贻诸知方"

龙530第29~第31行:"虽未足追踵卷前良,盖亦一家撰制,吾去世之后,可贻诸知方。"

其中"可贻诸知方",羽40同,《大观本草》《政和本草》并作"可贻诸知音尔"。今按"贻诸知方"语义畅通,如《论语·先进》:"由也为之,比及三年,可使有勇,且知方也。"又如《后汉书·桓谭冯衍列传》:"如此,天下知方,而狱无冤滥矣。"又《旧唐书·肃宗代宗诸子》:"秀发童年,惠彰龆齿,蹈礼知方,承尊叶旨。"又《备急千金要方》卷九第一:"天地有斯瘴疠,还以天地所生之物以防备之,命曰知方,则病无所侵矣。"《易·恒卦》:"君子以立不易方。"孔颖达疏:"方,犹道也。"《礼记·乐记》:"乐行而民乡方。"郑玄注:"方,犹道也。"是"知方"犹"知道"义,比"知音"义更广阔,于此更为妥切。疑"知音"是宋人所改。

例38 "三条"当作"三品";"有名无实"当作"有名无用"

龙530第33行:"有名无实三条,合一百七十九种。"

其中"有名无实三条",羽40作"有名无用三品",《大观本草》《政和本草》并作"有名未用"。今按,龙530"三条"当作"三品",此与上文"玉石、草木三品""虫兽、果菜、米食三品"相续,不当有异。而若以"三条"为计量,则又与下文"合一百七十九种"有悖,故知作"三条"为误,当据羽40、《大观本草》《政和本草》改作"三品"。

"有名无实",《本草经集注》原本当作"有名无用",日本《新修本草》残卷簪喜庐本、罗振玉本均存第二十卷,该卷起首一行并作"新修本草有名无用卷第廿",是《新修本草》作"有名无用"之明证。而《证类本草》中,"有名无用"亦凡三见,分别是陶隐居序"今大书分为七卷"下引唐本注云:"今以序为一卷,例为一卷,玉石三品为三卷,草三品为六卷,木三品为三卷,禽兽为一卷,虫鱼为一卷,果为一卷,菜为一卷,米谷为一卷,有名无用为一卷,合二十卷。"二是卷十一"鼠蓑草"条下引陶注:"有名无用条有蓑草。"三是卷十四"椔实"条:"今注,彼子与此殊类,既未知所用,退入有名无用。"亦可见《本草经集注》亦是作"有名无用"。另《医心方》卷一第十:"第廿卷有名无用药百九十三种,无和名。"也资证明。至于"有名未用",疑是宋人所改,如经宋人改定之《千金翼方》亦作"有名未用"。但宋人改有未尽,上列《证类本草》中所见三例"有名无用"即是"漏网之鱼"。

二、利用传世文献校勘

《本草经集注·序录》除全文保存在《大观本草》《政和本草》《本草纲目》等现存本草学著作中外,其他如《太平御览》《永乐大典》等类书中也保存了较多的内容,都算得上是《本草经集注·序录》的传本。另外在一些医学著作如《太平圣惠方》《太平惠民和剂局方》等书中亦引用有部分内容,这也已得到以往学者的重视。但在另外一些医学著作中,如《素问》王冰注等,也与《本草经集注》有着密切的关系。

如《素问》王冰注中,虽未注明引用过《本草经集注》一书,但经详细梳理,可以见到王冰所使用的一些语言,实出于《本草经集注·序录》中,因而王冰注中的部分相关内容便可作为龙530进行校勘整理时的参照。如上文例十八"耶者不正之目"的校勘中已有所运用。以下另举一例作补充说明。

例39 "破积聚愈疾"当作"破积愈疾"

龙530《本草经集注》序录第39~第41行:"下药一百廿五种为佐使,主治病以应地,多毒,不可久服。欲除寒热耶(邪)气,破积愈疾者,本下经。"

其中"破积"一语,《政和本草》《真本千金方》《大观本草》并作"破积聚",顾观光、森立之、尚志钧、马继兴等《神农本草经》辑佚本同。按,作"破积"是,"聚"当是衍文。《素问·至真要大论》:"有毒无毒,所治为主,适大小为制也。"王冰注:"言但能破积愈疾,解急脱死,则为良方。"《素问·六元正纪大论》:"岐伯曰,有故无殒,亦无殒也。"王冰注:"故,谓有大坚癥瘕,痛甚不堪,则治以破积愈癥之药。"此两例王冰注中"破积愈疾""破积愈癥"与此处义同,可证。

又《说文》:"积,聚也。"段玉裁注:"禾与粟皆得称积,引申为凡聚之称。"是"积"有聚义。尚志钧辑佚本《神农本草经》"破积聚"下注:"积聚,病名,出《灵枢·五变》,指腹内结块,或胀或痛的病证。"[1]马继兴辑佚本注:"积聚,根据阴证与阳证之别可分为积与聚两种。"[2]均是将此处作为病名的"积聚"解,但联系上下文,与此处对应的"欲轻身益气,不老延年者,本上经""欲遏病补虚羸者,本中经"均未涉及具体的病名。而下药一百廿五种,也并非专为治"积聚"病而设。此处的"积"字当理解为疾病累聚,或多疾病的意思。

再如《证类本草》中"破积聚"三字虽多处出现,但"破积"在医学古籍中亦可单独成文,如《素问·至真要大论》:"必伏其所主而先其所因,其始则同,其终则异,可使破积,可使溃坚,可使气和,可使必已。"又如《太平惠民和剂局方》卷九"人参养血圆"条下:"宣壅破积,退邪热,除寒痹,缓中、下坚胀,安神润颜色,通气散闷。"足可证明。

---

[1] 尚志钧:《神农本草经校注》,第1页。
[2] 马继兴:《神农本草经辑注》,第3-4页。

而《素问·脏气法时论》"毒药攻邪,五谷为养"下,《新校正》云:"按《本草》云,下药为佐使,主治病,以应地,多毒,不可久服,欲除寒热邪气,破积聚愈疾者,本下经。"又可知"破积"两字,唐王冰时尚未误,衍作"破积聚"是在宋时。

三、切忌轻改原文

敦煌吐鲁番出土本草写本,由于抄写情况不佳,常存在文字舛误的现象,前文已有探讨。既往的整理中,整理者普遍存在据后世文献对敦煌吐鲁番出土本草写本中出现的错误径改、径删、径补的现象,改动之处或出注说明,或不出注说明。这种整理方式虽利于阅读,但同时也存在缺陷。如不能准确地反映敦煌吐鲁番出土本草写本的原貌,读者在没有对照图版,而整理者对改动之处又未作说明的情况下,会造成读者对敦煌吐鲁番出土本草写本原文的错误理解,以为原来如此。如果整理者校勘失误,在这种整理校勘的方法中,也会很难被发现。

郭在贻曾在《敦煌变文集校议》一书的前言中就提道:"敦煌变文有着许多殊异于今日的语言特点,既有着大量的俗字别字,又有着许多的方言术语,我们今天在校勘变文时必须充分考虑这一特点,记同存异,尊重原文;如有校改,应注明原字,让读者鉴别;不可以今例古,轻加改订。"[1]本着郭先生所提出的这些内容,窃以为对敦煌吐鲁番出土本草写本的整理应秉持以下两个原则:

一是在录文时尽量保持原写本的本来面貌,原文献中所使用的俗字,出现的讹字、衍文、脱文、错乱等现象也尽量保留,而在其下出注说明,使整理的内容尽量不混入到原文献中。

二是在校勘中凡敦煌吐鲁番出土写本中文字内容与后世文献有

---

[1] 郭在贻:《敦煌变文集校议》,载《郭在贻全集》第二卷,中华书局,2002,第12-13页。

异,而字义两通者,不当据后世文献径改本草写本。对于敦煌吐鲁番出土写本中字义不通者,亦不可轻改之,当参考多种出土或传世材料进行辨别,确定文献有误,方可进行校改。

以下试举既往整理者在龙530的整理校勘中因轻改原文而失误的例子,以为说明。

例40 "岁月将服"无误,改作"岁月常服"误

龙530第43~第45行:"今案上品药性,亦皆能遣疾,但其势用和厚,不为仓卒之效,然而岁月将服,必获大益。"

其中"将服",《大观本草》《政和本草》并作"常服",马继兴据之改作"常服",并注曰:"常,原讹将。"[1]今按作"将服"是,马先生所改并注不当。"将"有养义,如《诗·小雅》:"不遑将父。"《广韵》:"将,养也。"又中医古籍中"将养"常连用,表示养的意思。如《备急千金要方》卷三第五"麻子酒方"条下:"忌房事一月,将养如初产法。"又卷二十六第一:"仲景曰,人体平和,惟须好将养,勿妄服药,药势偏有所助,令人脏气不平,易受外患。"又《医心方》卷十九第十六:"又服乳补日讫,亦可更一月许将养方可泄,不可顿泻。"故知改作"常服"义不胜。

例41 "传以入脏腑"中"以"字非衍文

龙530第113~第115行:"邪气之伤人最为深重,经络既受此气,传以入脏腑,脏腑随其虚实冷热,结以成病。"

其中"传以入脏腑",《大观本草》《政和本草》并作"传入脏腑"。马继兴据《政和本草》删"以"字,并注曰:"传,其下原衍'以'。"[2]今按原文献"以"字非衍,马先生据《政和本草》删之不妥。此处"以"作为介词,犹"而",其下省略名词"邪气"。如《素问·咳论》:"五脏各以其时受病,非其时各传以与之。"其中"各传以与之","以"后省略名

---

[1] 马继兴:《敦煌医药文献辑校》,第594页。
[2] 马继兴:《敦煌医药文献辑校》,第595页。

词"病"。再如《素问·王冰序》:"其中简脱文断,义不相接者,搜求经论所有,迁移以补其处。"其中"迁移以补其处","以"后省略"搜求经论所有"而得的内容。"以"字的用法并与此处"传以入脏腑"一致。

例42 "以命药耳"无误,改作"以合药饵"误

龙530第161~第163行:"……伤寒诊候亦廿余条,更复就中求其例类大归,终以本性为根宗,然后配合诸证以命药耳。"

其中"以命药耳",《大观本草》《政和本草》作"以合药尔"。马继兴录作"以合药饵",未作说明。大概是以原文献"命"为误,据《政和本草》改为"合",又改"耳"为"饵",作"药饵"。今按原文献"以命药耳"文义畅通,"命"犹"遣"也。《备急千金要方》卷二十六第一:"夫为医者,当须先洞晓病源,知其所犯,以食治之,食疗不愈,然后命药。"以用药如用兵,故言"命药"。《政和本草》改"命"作"合",文义亦洽,但没必要据之改龙530原文。马先生进一步改"耳"为"饵",则更为不妥。

前人的错误,是后来学者的镜鉴,系统梳理是必要的,更必要的是在以后的研究中不再犯类似的错误。龙530中其他前辈学者因轻改而误的情况还有不少,此处不一一举例。

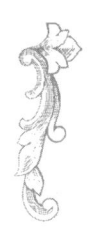

第三章
敦煌吐鲁番出土本草写本抄写研究

张涌泉《敦煌写本文献学》设"抄例编",对敦煌写本文献中讹、脱、衍、乱等现象及其补救方法分别加以归纳和讨论[1],是构成"敦煌写本文献学"的重要组成部分。但不管是既往研究敦煌写本文献的学者,还是张先生,在具体的研究中,都很少涉及本草写本。而医学领域的学者,又很少会从抄写的角度对敦煌吐鲁番本草写本乃至整体的医学文献进行研究[2]。今以龙530《本草经集注》写本为例,对其抄写中正讹、补脱、删除、勾乙以及符号使用等情况进行探讨,以冀对敦煌写本文献学的研究有所补充,对龙530《本草经集注》写本以及其他敦煌吐鲁番出土本草写本的整理校勘有所帮助。

需要说明的是,龙530《本草经集注》写本抄写中的正讹、补脱、删除、勾乙以及符号使用等情况,并没有超出《敦煌写本文献学·抄例编》中举例的范围,所以只能够在具体例证上对《敦煌写本文献学·抄例编》有所补充。其中因抄写的原因致使以往学者在整理校勘时出现误释误校的现象,才是十分值得探讨的。

---

[1] 张涌泉:《敦煌写本文献学》,甘肃教育出版社,2013,第263-536页。
[2] 目前以写本文献学的角度研究敦煌吐鲁番医学文献的著作,主要有王亚丽:《出版史上抄写书卷特点探赜——以敦煌医籍写本为例》(《中国出版》,2012年第2期,第60-62页)一文,偏重于对敦煌吐鲁番医学写本装订形式、文字等方面的探讨。

第一节 讹文与正讹

龙530中出现的讹文情况,大的方面可分为两种:一是抄写者在抄写后发现讹误,已作修改。故学者在整理时一般不用再作说明,改正后直接录文;二是原写本中发生讹误而未作修改者,在整理时应作说明,并经考证后予以改正。前一章中也已有所举例。

一、讹文

参考《敦煌写本文献学·抄例编》的研究方法,龙530中出现的讹文可分为以下几类:

1. 因形近而讹　如上一章中所举"画"讹作"昼"、"育"讹作"肓"、"关"讹作"开"、"美"讹作"羹"等。再如龙530第75行"今检旧方用药,并有相恶相反者","并"讹作"亦";第86行"采治时月生熟,土地所出","生"讹作"至";第401行"今宜指抄《病源》所主药名,仍可于此处治","名"讹作"各";第629~第630行"断下黄连丸,亦去其干姜而施之","下"讹作"不",等等。其中又有因俗字形相近而讹误者,如前上一章中提到的"唊(嗽)"讹作"敢",即是。

2. 因音近而讹　如第50行"百廿种者,谓午未申酉之月","申"讹作"身";第85行"又寒热温凉四气","凉"讹作"谅"(形亦近);第94行"岂充肌之可望乎","肌"讹作"饥";第462行"马目毒公","目"讹作"母",等等。不过俗字研究中有一类是音借字,同音借用,或也不能算作讹字。再如"凉"与"谅"之类,也可看成是俗字中的偏旁混用。

3. 因涉上下文而讹　如第395行"凡方云某草一束者",其中"云"涉上文讹作"方",等等。

4. 因文义连类而讹　如第231行"蜀药及北药,虽有去来,亦复非精者","北药"讹作"北草";第499行"乌贼骨",讹作"乌鸡骨";第

503行"乌喙",讹作"乌头",等等。

5. 因名词术语而讹　如第352行"椒,去实,于铛器中熬","去"原讹作"云","云实"为药物名称,抄写者以"椒、云实"为药物名称排列,故误。

6. 一字讹为二字　第530~第532行"泄精,韭子、白龙骨、鹿茸、牡蛎、桑螵蛸、车前子叶、泽泻、石榴皮、鹿章骨",其中"鹿章骨",《大观本草》作"獐骨",《政和本草》作"麞骨"。按该处罗列治疗"泄精"的药物名称,"鹿章骨"作为药物名称不通,从《大观本草》《政和本草》知"鹿章"当是"麞"字讹作二字所致。"麞骨",即"獐骨",《大观本草》《政和本草》卷十七兽部中品"獐骨"条下:"微温,主虚损泄精。"可证。再如第581~第582行"茛蓎毒,用茅苊、甘草、升麻、犀角、解虫并解之",按"解虫"二字无厘,《大观本草》《政和本草》并作"蟹汁",《医心方》作"蟹",知是一字误作二字。

二、正讹

针对讹字,张涌泉《敦煌写本文献学·抄例编》中列举了敦煌文献中七类"正讹"的方法[1]。龙530中可见的只有两种:一是于讹字字右书正字,一是在原讹字上直接改正字,相当于张先生所说的"旁注正字"和"在讹字上改书正字"。

1. 字右书正字

(1) 字右书正字:如第104~第106行"案今自非明医,听声察色,至于诊脉,孰能之未病之病乎",其中"于"原讹作"乎",直接于"乎"字右书小字"扵(于)"字予以改正(图3-1)。

(2) 字右书正字,讹字以删除符号删除:如第293行"凡散药亦现细切曝燥,乃捣之","散药"原讹作"丸药",于"丸"字右书"散"字以改正,"丸"字旁则以三点墨点符号,作删除符号(图3-2)。

[1] 张涌泉:《敦煌写本文献学》,第275-292页。

（3）字右书正字，讹字涂去不识：如第 405~406 行"治风眩，菊花、飞廉、踯躅、虎掌、茯神、白芷、杜若、鸥头"，其中"虎"字原讹，于讹字右书"虎"字以改正，原讹字以墨笔涂去（图 3-3）。又如第 433~434 行"大便不通：牛胆、大黄、巴豆、大麻子"，其中"胆"字原讹，于讹字字右书"胆"字以改正，原讹字墨笔涂去（图 3-4）。

（4）字右下书正字：龙 530 中有一处正讹，于字右下不仅书正字，另将上文一并写出。即第 220 行"凡所拯活数百千人"，"拯"字原作"救"，于其右下书"凡所拯"三字，似是以"救"字为讹而予以改正。但《大观本草》《政和本草》并作"凡所救活"，且"救活"与"拯活"义近，此处仅作抄写现象录以存疑（图 3-5）。

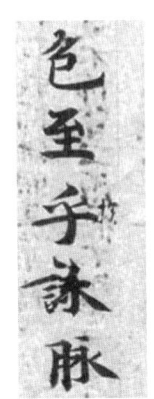
图 3-1 龙 530 第 105 行

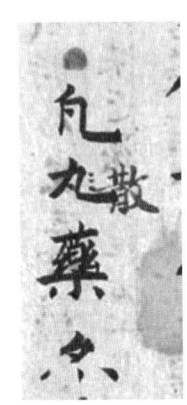
图 3-2 龙 530 第 293 行

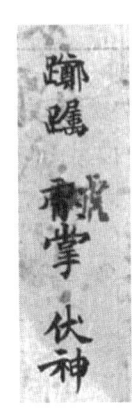
图 3-3 龙 530 第 406 行

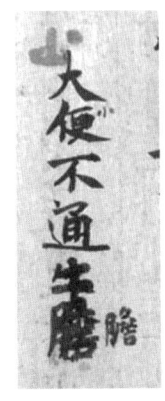
图 3-4 龙 530 第 433 行

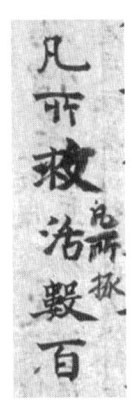
图 3-5 龙 530 第 220 行

2. 字上改写正字　龙 530 于字上书正字以改正原讹字者，一种是直接在原讹字上改书正字，另一种则是在原讹字上改动部分笔画，使之成为正字。共发现二十余处，以朱笔改写者一处，余为墨笔。但不管是于讹字上直接书正字，还是改动部分笔画，均由于笔画纠缠，难以识别，整理时不易辨识，容易发生错误。

如龙 530 中列举"大病所主"，第 154 行有"大腹水肿、腸澼下利"等病名，"腹"原讹作"腸"，"腸"原讹作"腹"，均于原讹字上改动部分笔画而成正字(图3-6、图3-7)。《大观本草》《政和本草》并作"大腹水肿、肠澼下利",可证。但在整理时,范行准、马继兴、丛春雨等均注意到了第一处的改写,而未注意到第二处的改写,录为"大腹水肿、腹澼下利",马先生未作解释,范、丛两先生认为"腹澼下利"中"腹"为讹字,当据《政和本草》改。"腸澼下利"于下文第430行重出,"腸"仍讹作"腹",原文献以朱笔于字上改正为"腸"字(图3-8)。《大观本草》《政和本草》并作"肠澼下利",可证作"腸澼下利"是。而马继兴、丛春雨两先生仍录作"腹澼下利",是未注意到原文献的改写。

又,《敦煌写本文献学·抄例编》有言曰:"改写的正字,一般墨比较浓一些,笔画也粗一些,有时是用朱笔来改写。"[1]但从龙530来看,改写的正字笔画更粗一些,但墨色却往往要更淡一些。如第376行"依法治数百杵也",其中"杵"原讹作"秤",字上书"杵"字以改正,所改笔画较原讹字粗,墨色较上下文字均淡(图3-9)。这一点也可从该文献补脱的情况得知,一般所补文字,墨色较上下文字均淡。

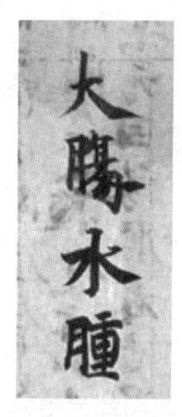 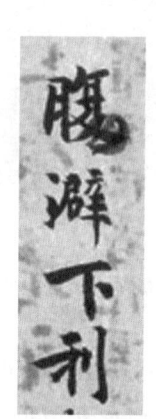 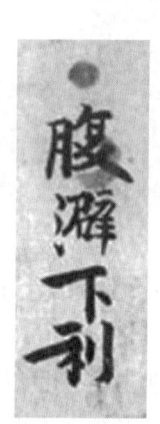 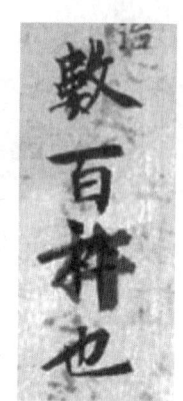

图3-6 龙530　　图3-7 龙530　　图3-8 龙　　　图3-9 龙
第154行(1)　　第154行(2)　　530第430行　　530第376行

其实不管墨色浓淡,改正之字墨色总归与该字上下文墨色不一

---

[1] 张涌泉:《敦煌写本文献学》,第289-290页。

致,这才是分辨的关键。如第 309~310 行"用新布,两人以尺木绞之,澄去泥浊",其中"泥"字,《新雕孙真人千金方》《大观本草》《政和本草》《医心方》并作"坔",今检视彩色图版,见该字原写作"坔",字上书"泥"字。从墨色来看,"坔"字墨色与上两字一致,"泥"字墨色较淡,显系另写,当是对"坔"字的改正(图 3-10)。《说文》:"坔,淀也。"段注:"淀,滓坔也。"从文义上来看,此处作"坔浊"较"泥浊"更洽,或者可以考虑是原文献的误改也不无可能。

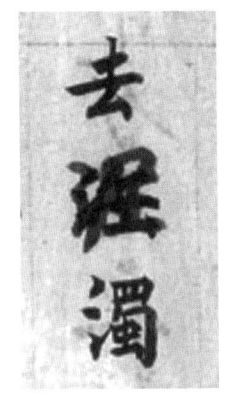

图 3-10 龙 530 第 310 行

三、对正讹的误释举隅

由于使用黑白图版,或正讹之字较小,不易判别等原因,以往学者在整理龙 530 时,对部分正讹之处未予注意,仍按讹字录文,对原文献中的正讹也未加说明。今试举例说明。

1. "飢""饑"当作"肌" 第 93~94 行:"喻如宰夫,以俎鼋为纯羹,食之更足成病,岂充肌之可望乎?"

其中"肌"字,范行准、丛春雨录作"飢",马继兴录作"饑",《大观本草》《政和本草》并作"飢"。今检彩色照片,见原文献作"飢",字右小字书"肌"字,是以"飢"为讹字而正之。《字汇》:"肌,同肌。"是该处当作"肌",范、丛、马三位先生及《大观本草》《政和本草》并误。"充肌",谓充肌肉也。《素问·六节藏象论》:"脾胃、大肠、小肠、三焦、膀胱者,仓廪之本,营之居也,名曰器,能化糟粕,转味而入出者也,其华在唇四白,其充在肌,其味甘,其色黄,此至阴之类,通于土气。"王冰注:"口为脾官,脾主肌肉,故曰华在唇四白,充在肌也。"又《新修本草》卷十二"桑上寄生"条下:"主腰痛、小儿背强、痈肿,安胎,充肌肤,坚发齿,长须眉。"而"飢"者,《说文》谓:"饿也。""充飢",则谓果腹,于此义不洽。至于"饑",多表示饥荒义,与"飢"多表示饥饿义小有差别。但后世"饑"与"飢"常相混用,至今更是皆简化为"饥",已不太区分。

2."至乎"当作"至于"　第104~106行:"案今自非明医,听声察色,至于诊脉,熟能知未病之病乎?"

其中"至于",范行准、丛春雨、马继兴并录作"至乎",《大观本草》《政和本草》亦作"至乎"。今检彩色照片,见原写作"至乎","乎"字右小字书"扵"字,是以为"乎"为讹字而正之。"扵",即"于"字,"至乎""至于"虽文义无差,但既然原文献中此处有正讹的现象,不应当无视。

3."韦"当作"寿"　第208行:"方药小小不达,便寿夭所由,则后人受弊不少。"

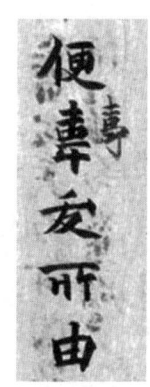

图3-11　龙530 第208行

其中"便寿夭",原写作"便韦夭",于"韦"字右边书一"寿"字,知是以"韦"为讹字而正之(图3-11)。《大观本草》《政和本草》作"便致寿夭",丛春雨录作"便寿韦夭",校作"便韦夭";马继兴则据《政和本草》校作"便致寿夭"。沈澍农认为"寿"在"便韦"两字之间,当是补脱之文,"便寿韦夭"可据音求义为"变寿为夭"。如沈先生称:"反复推求,敦煌本作'便寿韦夭'其意可立,据音求义,应是'变寿为夭'也;'所由'二字当属下,'所由则'者,即'所以故''由此故'也,虽有重复之嫌,但并非完全不可用。"[1]按沈先生之说牵强,"所由"当属上,"寿夭所由"谓方药为寿命之所据。如吕祖谦《少仪外传》卷上:"荥阳公尝言初学且需理会气象,气象好时,百事自当。气象者,辞令容止,轻重疾徐,足以见之矣。不惟君子小人于此焉分,亦贵贱寿夭之所由定也。"章虚谷《灵素节注类编·禀赋源流总论》:"是故灵明,则禀气

[1]　沈澍农:《〈本草经集注·序录〉文本辨正》,《医古文知识》1996年第4期,第23-26页。

清;灵昏,则禀气浊;灵强,则禀气厚;灵弱,则禀气薄,此贤愚寿夭所由分。"等等。再者,龙530中"为"字出现较多,均未见有音借作"韦"的,且从书写的角度来说,"寿"与"韦"形近,易发生错误,此处将"韦"视作"寿"之讹字,较视作"为"之音借字,亦更为合适。

4. "圻"当作"炘" 第357~359行:"凡汤丸散用天雄、附子、乌头、乌喙、侧子,皆煻灰火炮炙,令微炘,削去上黑皮乃称之。"

其中"炘"字,范行准录作"炬",丛春雨、马继兴并录作"圻",《大观本草》《政和本草》并作"圻"。今检彩色照片,见该处原写作"炬",于右半部分"巨"上以粗笔淡墨涂改为"斥",则成"炘"字(图3-12)。从文义来说,作"圻"字未误,《伤寒论·辨少阴病脉证并治》"四逆散"方下:"腹中痛者,加附子一枚,炮令圻。"可证。但此处当按原文献录作"炘"字,《龙龛手镜·火部》:"炘,裂也,与圻同。"敦煌文献P.3714《新修本草》残卷附子条下"凡用三建皆热灰炮令炘,勿过燋,酒姜附汤生用之",与此处用字相同,可互为证明。

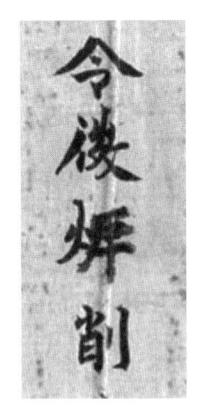

图3-12 龙530第358行

第二节 脱文与补脱

龙530中脱文的情况较为复杂,有脱一字、二字者,亦有整句脱落者。原文献中出现补脱的现象也较多,补脱一字者计百余处,补脱两字及以上者三十余处。

一、脱文

龙530脱文的情况可分为以下几类:

1. 因阙字避讳而脱 如第9行"到于今赖之",《大观本草》《政和本草》并作"民到于今赖之",脱"民"字,可能是因为避唐太宗讳阙字所致。

2. 因上下文有相同文字而脱　如第42行"度应一日,以成一岁",后"一"字原脱。再如第175～第176行"齐有尚书褚澄徐文伯嗣伯群从兄弟,治病亦十愈其九",其中"嗣伯"二字原脱,等等。

3. 因重文而脱　如第326～第327行"若是可服之膏,膏泽亦堪酒煮,稍饮之;可摩之膏,泽宜以薄病上""可摩之膏泽宜以薄病上"中"膏泽"两字原脱,书于上一字右下以为补脱。但"可服之膏"与"可摩之膏"在句式上构成了"对举"的修辞手法,两句相比,可知后一句"泽"上仍脱一"膏"字,当作"可摩之膏,膏泽宜以薄病上"是。《新雕孙真人千金方》《大观本草》《政和本草》并于"泽"上有两"膏"字,可证。

4. 药物名称脱落　龙530中有多处内容是罗列药物名称,很容易造成部分药物名称的脱落。如第405行"治风通用:防风、防己、秦胶、独活、芎䓖",《大观本草》《政和本草》并于"芎䓖"下有"羌活、麻黄"两药名。当然也有这两个药名原无,系《大观本草》《政和本草》添补的可能。再如第405～第406行"治风眩:菊花、飞廉、踯躅、虎掌、茯神、白芷、杜若、鸱头",《大观本草》《政和本草》并于"茯神"下有"茯苓"一药,"茯苓、茯神"功效相近,在本草著作中列于一条,常同时出现,龙530此处脱文的可能性很大。龙530中补脱药物名称之处较多,亦可证在罗列药物名称时每易脱落。

5. 整句脱落　第264～第265行"晋秤始后汉末已来,分一斤为二斤耳,一两为二两耳",其中"一两为二两耳"六字原脱,书于字右以为补脱。再如第559行"狗毒,用杏人、矾石"七字原脱,书于行间以为补脱。另《大观本草》《政和本草》于其下尚有"韭根人屎汁"五字,亦脱。又如第572行"雄黄毒,用防己"六字原脱,书于字右以为补脱等。

但综合龙530脱文的整体情况来看,以上分类并不能够全部概括,更多的脱文应是属于偶然造成的,难以总结规律,考察其脱落的原因,只能在具体情况下具体分析。有些脱文由于并不影响文义,如果不是出现了补脱的情况,仅根据后世文献的异文对比,甚至无法确切判定是否为脱文。所以,龙530中补脱的内容就显得十分重要了。

二、破损、修复与脱文

1. **破损与脱文** 由于敦煌文献多是残卷,破损亦是造成脱文的一个重要原因。龙530虽较为完整,但仍有一些残损之处,具体的残损情况又可分为裁剪和破损两种情况。如起首即因裁剪脱连书名在内的3~4行文字,共缺正文32字,范行准、丛春雨、马继兴等并据《政和本草》补充完整,为"隐居先生在乎茅山岩岭之上,以吐纳余暇,颇游意方技,览本草药性,以为尽圣人"。破损是指文献出现破洞或撕裂等情况,如第278行中间出现破洞,周围有裂开痕迹,脱一"深"字(图3-13)。

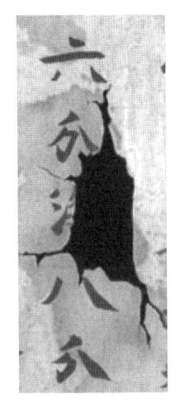

图3-13 龙530第278行

2. **修复与脱文** 写本原有的修复亦是造成文字缺失的一个原因。由前文可知,龙530背面的《比丘集注戒本》才是此写本的主要阅读对象,在长久的翻卷和阅读中,该写本出现裂痕等破损,持有者曾对其进行过修补。主要的修复方法是在破裂处粘贴"衬条"。由于《比丘集注戒本》才是阅读和保护的对象,龙530中的《本草经集注》相对于《比丘集注戒本》反而成了背面,是衬条的主要粘贴之处。衬条下覆盖的文字也就成为今天整理时的脱文。今发现龙530上粘贴的衬条有数处,一处是位于第691~第699行中下部,有一大片衬条横向贴在原写本上,另有一小片衬条竖向贴在下面,整体呈"T"形,遮盖文字较多。所贴衬条上有文字,通过透光拍摄,可看出是属某道经。第二处是位于第644~第645行间,遮盖第644行和第655行最下部文字各半边。还有一处是位于第710行,覆盖"相制"两字(图3-14)。另有一

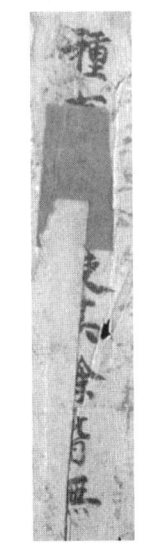

图3-14 龙530第710行

片衬条与此相连,贴在第710~第711行之间,仅覆盖部分文字笔画,相关文字仍可辨识得出。

龙530中,还有一处较长而宽的衬条,是位于第392~第393行,共覆盖文字两行。丛春雨、马继兴等在整理时由于使用的都是黑白图版,看不出是衬条覆盖的原因,均认为该处有脱文,丛春雨据《政和本草》补脱文作"菟丝子一升,九两为正。庵䕡子一升,四两为正。蛇床子一升,三两半为正。地肤子一升,四两为正。此其不同也",马继兴据《政和本草》补脱文作"凡方云用桂一尺者,削去皮毕"。

但今检彩色照片,发现该处衬纸较薄,透过衬纸,仍能大概看出其下覆盖的文字,作"正;菟丝子一升,九两为正;蛇床子一升,三两半;地肤子一升,四两;此其不同平升;一云桂一尺者;削去皮竟",另第392行字右有补脱之文,作"庵䕡子一升各有"等(图3-15),补充后可校读为"正;菟丝子一升、庵䕡子一升,各有九两为正;四两;蛇床子一升,三两半;地肤子一升,四两;此其不同。平升。一云桂一尺者,削去皮竟"。对比后也可知丛、马两位先生所补不全。

又今据彩色照片识出文字与《大观本草》《政和本草》亦有出入,而与《真本千金方》多相似。如《真本千金方》此段作:"凡方云半夏一升者,洗竟秤五两。椒一升者三两,茱萸一升者五两。云某子一升者,

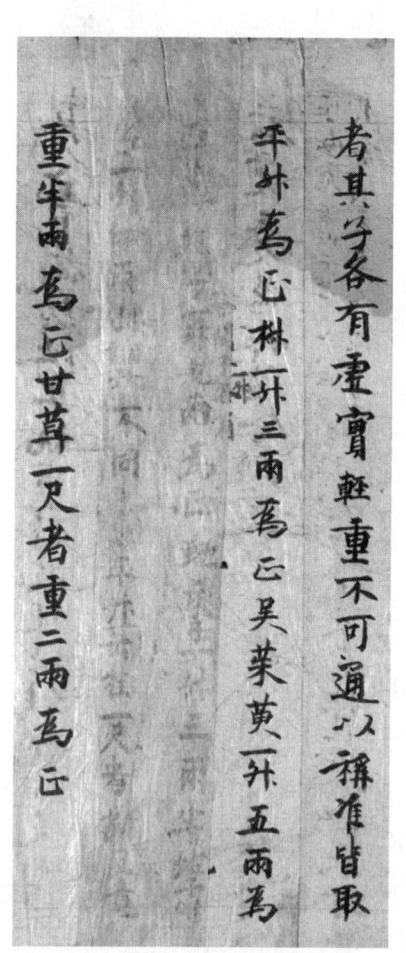

图3-15 龙530第390~第394行

其子各有虚实轻重,不可通以秤准,皆取平升。菟丝子一升有九两,葈耳子一升九两,蛇床子一升三两半,地肤子一升四两,此其不同也。凡方云桂一尺者,削去皮重半两,甘草一尺者重二两。"每药下皆无"为正"两字。龙530除"菟丝子"条下外,余药条下也都无"为正"两字,《大观本草》《政和本草》则于每药下都有"为正"两字,有所不同。又龙530"削去皮竟重半两",《真本千金方》作"削去皮重半两",无"竟"字,《大观本草》《政和本草》作"削去皮毕"。《大观本草》《政和本草》此处应是因避宋太祖祖父赵敬讳而改字,但《真本千金方》前文有"洗竟"等语,未避讳,此处或只是漏写。

另外,龙530第691~第699行所粘贴的这张衬条与其他几处明显不同,是因为这张衬条并非原写本持有者所贴,而是近代日本学者的修复。郭秀梅影印的《本草集注序录》中,书前有《解题》一篇,是梳理藤枝晃、赤崛昭、樱井谦介和小林清市等人的研究成果所写,其中对此处衬条的来由有详细说明。如称:"据传,吉川小一郎于敦煌向王道士购买此卷时,王道士曾携卷暂归,为防违约,遂将卷子剪断,买卖双方各持一半。"[1] 故此处破损实是吉川小一郎所为,所贴衬条,则是将剪断的两部分残卷购回日本后,所做的修补。对于以上诸衬条,郭秀梅《解题》中也都有详细说明,可参。

三、补脱

补脱是指原写本校勘者对脱漏文字所作的补写。属原写本中已有的内容,现代整理时应补入录文,不必再视为阙文而重复补充。龙530补脱的文字多书以墨笔,亦有以朱笔书写的。补脱的方式有书于原文字右下、书于行首、书于字间和书于行末等四种,其中书于字间

---

[1] 郭秀梅主编,真柳诚监修:《本草集注序录》,学苑出版社,2013,第2-3页。

的情况,《敦煌写本文献学·抄例编》未列举[1],今可为之补充。

1. 书于字右下　将补脱的文字书于所脱之文上一字右下,既可是一字、二字,也可是多字,或一整句。如第24~第25行"以《神农本经》三品合三百六十五为主","合"字原脱,书于所脱之文上一字"品"字右下补之(图3-16)。再如第151行"或又有须酒服、饮服、温服、冷服、暖服","温服"二字原脱,书于上文"饮服"之"服"字右下补之(图3-17)。又第246行"诸有此例,巧伪百端,皆非事实","巧伪百端"四字原脱,书于上文"等"字右下补之。上文"等"字原为"例"之讹字,字右书"例"字以正之(图3-18)。又第705行"白马茎,得火良"六字原脱,书于上文右下补之(图3-19)。一般来说,于字右正讹的文字常与讹字平齐,而补脱的文字多位于两字之间。当然也有特殊的情况,往往会造成整理校勘中的争论。

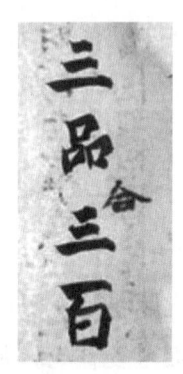
图3-16　龙530第25行

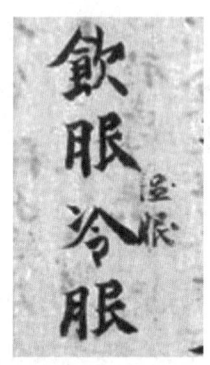
图3-17　龙530第151行

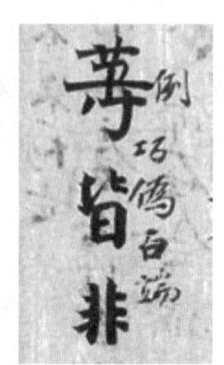
图3-18　龙530第246行

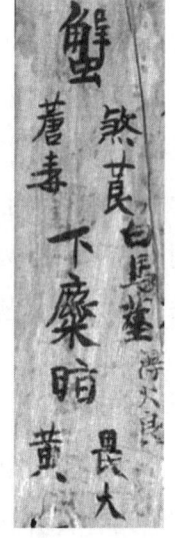
图3-19　龙530第705行

2. 书于行首　龙530中于行首补脱的情况共有两处,一处是第

---

[1] 张涌泉:《敦煌写本文献学》,第313-317页。

195行"或遇其所忆,便揽笔疏之","或"字原脱,补于行首;一处是第255~第256行"经说阴干者,谓就六甲阴中干之","就"字原脱,于行首补之(图3-20、图3-21)。

3. 书于字间　碍于空间大小,龙530中于字间补脱之文,多限于一字,如第285~第286行"如梧子者,以二大豆准之","二"字原脱,于字间补之(图3-22)。再如第384行"其余唯须新精","精"字笔画粗细、墨色均与上下文不一致,当系补脱之文(图3-23)。又如第496行"灭瘢:鹰矢白、白殭蚕、衣中白鱼","白殭蚕"的"白"字原脱,于字间补之(图3-24)。

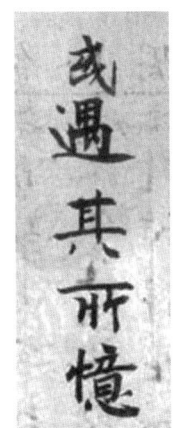 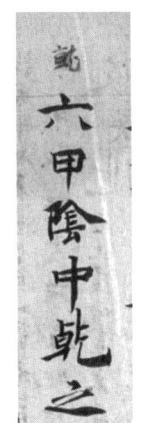 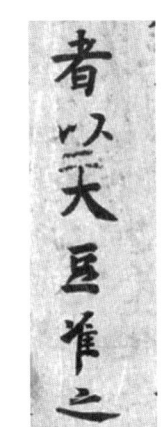 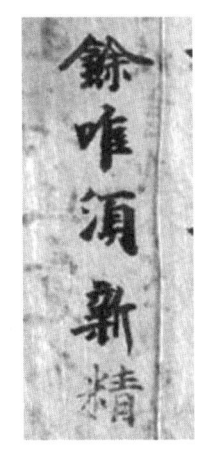 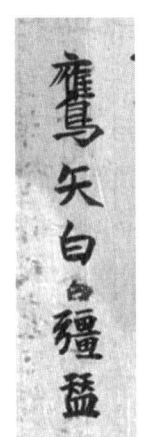

图3-20　龙530第195行　　图3-21　龙530第256行　　图3-22　龙530第286行　　图3-23　龙530第384行　　图3-24　龙530第496行

4. 书于行末　如第122~第123行"大都神鬼害人多端,疾病盖其一种之轻者耳","病"字原脱,补于第122行行末"疾"字下(图3-25)。再如第214~第215行"自有新学该明,而名称未播","名"字原脱,补于第214行行末"而"字下(图3-26)。又如第361~第362行"用半夏皆旦完,以热汤洗去上滑汁","去"字原脱,补于第361行行末"洗"字下(图3-27)。又第509行"漆疮:蟹、茱萸皮、苦芙、鸡子白","白"字原脱,补于行末"子"字下(图3-28)。又第

525行行末补"干漆"两字、第543行行末补"卷柏"两字(图3-29、图3-30)等。

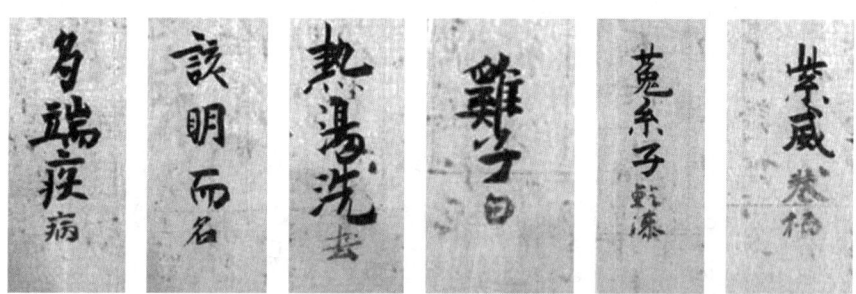

图3-25 龙530第122行　图3-26 龙530第214行　图3-27 龙530第361行　图3-28 龙530第509行　图3-29 龙530第525行　图3-30 龙530第543行

综合以上分析,并结合图版来看,龙530补脱的方式并非十分严格,以上列举也只可以大略视之。窃以为"补脱者"在补脱时需要解决两个问题,一是将补脱与正讹的文字区分开来,二是将脱落的文字全部书写完整。由于原文献抄写已完,布局已定,"补脱者"将脱落的文字补于何处,关键是要视余留的空间而定。一般来说,字右空间较大,利于书写方便;但若字间空余较大,将脱落笔画较少的文字书于字间亦无不可。至于脱落的内容正处于行首或行末,则补之于行首或行末。补脱者所补较为灵活,整理者亦不当拘泥。

另外,龙530中还有补脱后又予以删除的情况,详见下文衍文与删除中。

四、补脱之文未录入正文举隅

龙530中补脱之处较多,以往整理者多因使用黑白图版等缘故,未能识出,而未录入正文。以往对龙530进行整理的著作以范行准、丛春雨、马继兴为代表,三位先生相较,又以马先生为善,将补脱之文录入正文者最多。后来沈澍农再次整理龙530时,则对马先生录文中的遗漏更有所补充。不过沈先生也有一些仍未补充完整。今仅将龙

530中马先生未录之补脱文罗列如下[1]。

（1）马先生录文第68行（今第67行）："甘草国老，大黄将军，明其优劣，不皆同袂。"按原写本"明其优劣"上有补脱之"则"字，当补入。又"不皆"，原文献于两字中间有勾乙符号，当录作"皆不"。又该行上马先生据《政和本草》补"臣佐之中亦当如此，所以门冬、远志别有君"等17字，注曰："此十七字原脱。"今检彩色照片，此17字未脱。

（2）马先生录文第179行（今第178行）："《范汪方》百余卷。"按原写本"百"上有补脱之"一"字，当补入。又"方"字原脱，马先生据《政和本草》补入。其实亦不必补，据古医书著作行文习惯，以"范汪"名代指其医学著作《范汪方》一书亦无不可。

（3）马先生录文第181行（今第180行）："所谓出于阿是，（或）田舍试验之法，（或）殊域异识之术。"按原写本"阿"下有补脱之"卷"字，当补入。"阿"乃六朝时习语，常赘于物品名之前，如著名的典故"阿堵物"。"阿卷"犹后世所谓"何卷"。又"所谓出于阿卷是"七字，《大观本草》《政和本草》并无，当据此补。又马先生录文"田舍试验之法"前补"或"字，今检彩色照片，见该字并未脱。

（4）马先生录文第209～第210行（今第208～第209行）："方药稍稍（小小）不达，便（致）寿夭所由，则后人受弊不少，何可轻以裁断？"按原写本"裁断"上有补脱之"义"字，当补入。此处沈澍农曾论之曰："又敦煌本末句'以'与'裁'之间右旁还补有一字，其左下残损，略似'义'字，尚待进一步查考。从文例看，'以'下有一介词宾语为宜。"[2]沈先生所论甚是，今检彩色照片，见此处所补正是"义"字。

---

[1] 马继兴对龙530的录文整理共有两次，此处是针对他后来出版的《敦煌医药文献辑校》而作的补充。

[2] 沈澍农：《〈本草经集注·序录〉文本辨正》，《医古文知识》1996年第4期，第23-26页。

又该句中"小小",马先生注:"稍稍,假为小小。"按《大观本草》《政和本草》并作"小小",此语又见于宋臣校正《千金翼方》序,亦作"小小"。又"小小"一词,于《诸病源候论》《备急千金要方》《外台秘要方》等隋唐医学著作中多见,系当时习语,毋须改作"稍稍"。又马先生于"便"字和"寿夭所由"间补"致"字亦无必要,"便寿夭所由"可独立成句,详参上一节"对正讹的误释举隅"所举例三。

(5)马先生录文第257~第258行(今第256~第257行):"依遁甲法,甲子阴中在癸酉,以药着酉地也。"按原写本中"甲子阴"与"在癸酉"间补脱有"中中"两字,当补作"甲子阴中,中在癸酉",马先生脱一"中"字。

(6)马先生录文第302~第304行(今第301~第303行):"凡筛丸散药竟,皆更合于臼中,以杵研之数百过,视色理和同为佳。"按此处马先生未作说明,但原写本中"以杵研之数百过"作"以杆研治数百过",于"研"和"治"间补有"之"字,当录作"以杆研之治数百过"。从文义来看,"杆"为"杵"之形讹无疑,《大观本草》《政和本草》并作"杵",当据改。"研之治",《大观本草》《政和本草》并作"捣之",《新雕孙真人千金方》作"研者",并无"治"字;《医心方》作"研治之"。疑有两种可能,一是原抄写者讹"之"为"治"字,后又补"之"字,使"治"字成了衍文,当删。二是原文同《医心方》作"研治之",抄写时脱"之"字,后误补于"治"字上。

(7)马先生录文第310~第312行(今第309~第311行):"用新布,两人以尺木绞之,澄去垩浊,纸覆令密,温勿令铛器中有水气。"按"温"字于句中不通,查原写本于其下有补脱之"汤"字,作"温汤",与《大观本草》《政和本草》并同,故当补入。

(8)马先生录文第339行(今第338行):"小草、瞿麦五分䤵之。"按原写本"小草"上有补脱之"有"字,当补入。

(9)马先生录文第340行(今第339行):"丸散膏中则细剉也。"按原写本"细剉"上有补脱之"皆"字,作"皆细剉也",当补入。

（10）马先生录文第 362~第 363 行（今第 361~第 362 行）："凡汤、酒、膏、丸、散中用半夏皆且完（用），以热汤洗去上滑。"按原写本"滑"下有补脱之"汁"字，当补入。又"且"为旦之俗字，录作"且"字不妥，详见第二章例十。

（11）马先生录文第 364~第 365 行（今第 363~第 364 行）："旧方二十许过，今六七过便足。亦可煮之，沸易水，如此三遍。"按原写本"煮之"与"沸"之间有补脱之"一"字，作"亦可煮之一沸"，是相对上文"旧方二十许过，今六七过便足"而言。《大观本草》《政和本草》《医心方》并作"亦可煮之一两沸"，更可知"一"字当补入，断作"亦可煮之一沸，易水，如此三遍"。

（12）马先生录文第 377 行（今第 376 行）："依法捣数百杵也。"按原写本作"依法数百杵也"，"依法"与"数"之间有补脱之"治"字，马先生录作"捣"，当是据《政和本草》改，不妥。

（13）马先生录文第 379~第 380 行（今第 378~第 379 行）："茯苓、猪苓，削除黑皮。"按原写本"削除"下有补脱之"去"字，作"削除去黑皮"，当补入。

（14）马先生录文第 390 行（今第 389 行）："凡方云半夏一升者，洗竟，称五两为正。"按原写本"称"下有补脱之"之"字，当补入，断作"凡方云半夏一升者，洗竟称之，五两为正"。

（15）马先生录文第 424 行（今第 425 行）"乌鸡"一药，按原写本于两字间有补脱之"雌"字，作"乌雌鸡"，当补入。

（16）马先生录文第 429 行（今第 430 行）"赤皮苓"一药，系原写本中补脱之文，今检彩色照片，发现"皮"当作"伏"字，"赤伏苓"即"赤茯苓"。

（17）马先生录文第 432 行（今第 433 行）"大便不通"，按原写本于"大"下有补脱之"小"字，作"大小便不通"，当补入。

（18）马先生录文第 550 行（今第 551 行）"酸酱"一药，按原写本于其下有补脱之"子"字，作"酸酱子"，即"酸浆子"，当补入。

（19）马先生录文第 559 行（今第 560 行）"喉肿邪气恶毒入腹"，按原写本于"喉肿"两字之间有补脱之"痹"字，作"喉痹肿邪气恶毒入腹"，当补入。

（20）马先生录文第 569 行（今第 570 行）："巴豆毒，用黄连汁、大豆汁……"按原写本"用"与"黄连汁"之间有补脱之"煮"字，作"用煮黄连汁"，当补入。

（21）马先生录文第 570~第 571 行（今第 571~第 572 行）："藜芦毒，用雄黄屑煮葱汁温汤并解之。"按原写本"葱汁"两字之间有补脱之"白"字，作"葱白汁"，当补入。又其下"蜀椒毒，用葵子汁……"原文献"葵子"与"汁"间有补脱之"葵"字，作"葵子、葵汁"，当补入。

（22）马先生录文第 592 行（今第 593 行）："食石药中毒，白鸭屎解之，人参亦佳。"按原写本"人参"下有补脱之"汁"字，作"人参汁"，当补入。

（23）马先生录文第 629 行（今第 630 行）："断下黄连丸，亦去其干姜而施之，无不效。"按原写本"无不效"上有补脱之"治"字，作"治无不效"，当补入。

（24）马先生录文第 686 行（今第 687 行）："乌喙，莽草为之使，反栝楼、贝母、白蔹、白及，恶藜芦。"按原写本于"栝楼"上有补脱之"半夏"两字，作"反半夏、栝楼、贝母、白蔹、白及"，当补入。

（25）马先生录文第 695 行（今第 696 行）行末，原写本于"夏枯草"三字右下角有补脱之"恒山畏玉札"五字，马先生阙，当补入。

（26）马先生录文第 703 行（今第 704 行）："鳝甲，蜀漆为之使……"按原写本"鳝甲"作"鲤甲"，并于两字间有补脱之"鱼"字，作"鲤鱼甲"，当补入。

五、补脱当区分注文

龙530中还出现有两处注文,补脱之文与注文均是以小字书于字右或字间,容易混同,当注意区分。如第288行"哎咀"两字下,分别写有"敷汝反""子汝反"等字,当是对"哎咀"两字的注音(图3-31)。这样的注音内容在其他传世《本草经集注·序录》中均未见,故考虑为抄写者所添加的注文,非是正文。

龙530中出现的另一处注文是在第542行"白垩"下出现的"朱点为热"四字,前文第一章第一节中已详辨为注文,当与补脱之文区分开来。

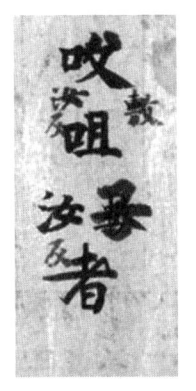

图3-31 龙530第288行

第三节 衍文删除、倒文勾乙、重文及其他

龙530中出现的衍文、倒文及重文情况较讹文、脱文为少,删除、勾乙及重文符号的使用情况也不是很复杂,在图版清晰的情况下并不难辨识。以往学者在整理录文中未能识出,每每是由于使用欠清晰的黑白图版缘故。故只稍作探讨,不作具体分析。

一、衍文与删除

龙530中衍文之处较少,没有具体分类的必要,但有一种衍文是因为补脱而发生的,需要稍作探讨。如上文提及第264~第265行"晋秤始后汉末已来,分一斤为二斤耳,一两为二两耳",其中"一两为二两耳"六字为补脱之文。但句末的"耳"字,原写本并未脱落,补脱之文中又书一"耳"字,则造成"分一斤为二斤"下衍一"耳"字。《大观本草》《政和本草》并无此"耳"字,当据之删。

敦煌吐鲁番文献中,最常见的删除方法是于衍文字右作"卜"字,即"卜煞",这种删除方法在龙530中没有出现。龙530中比较值得探讨的表示删除的符号使用方法,有以下几种情况。

1. 删除符号作字右一点　　如第197~第198行原作"偶尔值差则自信方验若自信方验若旬月未瘥则言病源深结","自信"下"方验若自信"五字,每字右有一墨点符号。比较《大观本草》《政和本草》并作"偶尔值差,则自信方验;若旬月未瘥,则言病源深结",可知龙530此处"若自信方验"五字为衍文,"自信"下五字有墨点者删除后文义即通,故判定墨点当作删除符号(图3-32)。

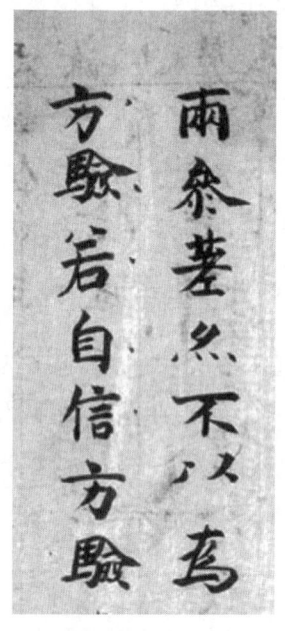 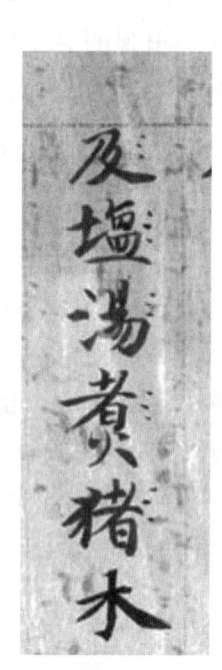

图3-32　龙530第197~第198行　　　图3-33　龙530第569行

2. 删除符号作字右三点　　如第568~第569行原作"狼毒毒用蓝汁白蔹及盐汁及盐汤煮猪木占斯并解之","盐汁"下"及盐汤煮猪"五字,每字右有三点墨点符号(图3-33)。比较《大观本草》《政和本草》作"狼毒毒,用杏人、蓝汁、白蔹、盐汁、木占斯",再结合文义,可知"及盐汤煮猪"五字当为衍文,字右有三点墨点符号者,以示删除。

3. 勾删　如第468~第471行"癫痫：龙齿角、牛黄、房葵、牡丹、白蔹、莨菪子、雷丸、铅丹、钩藤、僵蚕、蛇床、蛇蜕、蜣螂、蚱蝉、白马目、白狗血、豚卵、牛猪犬齿、蜣螂"，其中"蜣螂"一药重出，今检彩色图版，可以发现后一"蜣螂"二字上有勾删符号，表示该两字当删除（图3-34）。

4. 圈围删除　如第708行"中大豆黄卷"五字，下文第709行米食中部重出，第708行中此五字实为误抄的衍文，原文献以墨笔圈出，表示删除（图3-35）。这种删除方法可以视为是由上一种"勾删"变化而来。

5. 直接涂去　直接涂去的删除方法包含两种类型：一是直接将衍文或讹文涂黑；二是在所衍文字上划一道线，表示删除。第一种情况如第378~第379行"猪苓削除去黑皮"，原抄写中"去黑"两字倒文，后于"除"字右下补脱一"去"字，则"黑"字下"去"字变成衍文，抄写者便直接用墨笔将其涂去，表示删除（图3-36）。再如第679行"秦皮"上、第683行"蜀椒"下均有大团墨迹，当亦是误写后涂抹删除的内容，墨迹较深，其下覆盖文字已不可识（图3-37、图3-38）。

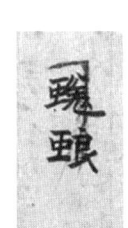 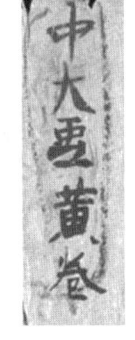 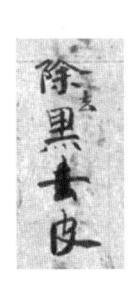 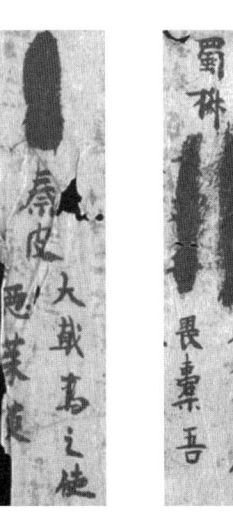

图3-34　龙530第471行　　图3-35　龙530第708行　　图3-36　龙530第379行　　图3-37　龙530第679行　　图3-38　龙530第683行

第二种情况主要见于对补脱内容的删除,如第389行"五两为正"下补脱一大段文字,作"椒一升者三两为正吴茱萸一升者五两为正",但该段文字未脱,出现于下文第391~392行,故补脱者将所补脱该段文字又用墨笔划去,表示删除(图3-39)。这也是因为补脱之文字较小,以墨笔划一道线即可基本覆盖原文字。

　　6. 综合使用　龙530中亦有将多种删除方法综合起来使用的现象。如第349~第350行"巴豆打破,剥皮,刮去心,不尔令人闷",原写本中"不"字下衍一"不"字,其上除涂以淡墨,表示删除外,又以墨点将该字圈围起来(图3-40)。再如第632~第633行原作"犹如牛黄恶龙骨而龙骨而龙骨得牛黄更良","而龙骨"三字重出,显系衍文。但删除者在删除时,误在"龙骨而龙骨"五字字右均标以三点墨点符号,于是又在后"而龙骨"三字上划一竖线,表示删除者当是此三字(图3-41)。

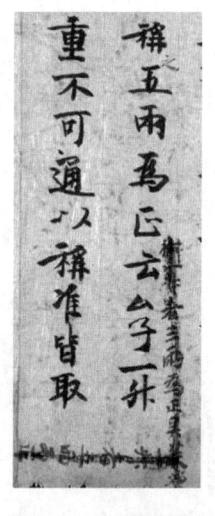 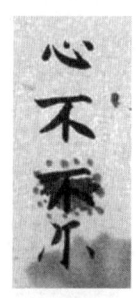 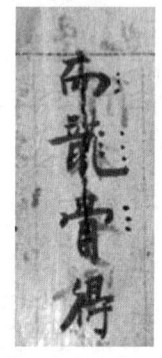

图3-39　龙530第389~第390行　　图3-40　龙530第349行　　图3-41　龙530第633行

二、倒文与勾乙

　　龙530在抄写中,是否存在倒文或抄写错乱的现象? 这一点当是肯定的。如上文提及第389行下补脱一大段文字,但该段文字实际上已在下文出现,故又删去。今与《大观本草》《政和本草》对比后发现,该段文字应位于第389行所补脱的位置,出现在下文第391~第392行,当是因抄写错乱所致。

另外,在最后有关主病、解毒及药物七情中,罗列的药物名称,顺序也多与《大观本草》《政和本草》不同,但在没有更多证据的情况下,也很难具体判定这些药物顺序的不同,是龙530的抄写错乱,还是《大观本草》《政和本草》的颠倒。今明确可知龙530中出现文字颠倒的现象有十余处。此外还有九处出现勾乙符号:① 第67行"不皆"当作"皆不"。② 第73行"有宜毒制"当作"有毒宜制"。③ 第275行"度为"当作"为度"。④ 第338行"理通"当作"通理"。⑤ 第370行"用凡"当作"凡用"。⑥ 第377~第378行"去削"当作"削去"。⑦ 第442行"前白"当作"白前"。⑧ 第468行"痫癫"当作"癫痫"。⑨ 第611行"芦藜"当作"藜芦"。

除勾乙符号外,龙530中对于两字倒文的处理还有将其视为讹文从而正讹,或视为脱文进行补脱的现象。前者如第312行"云分再服、三服者,要令力势热足相及","势热"两字原倒作"热势",处理者将其视为讹文,直接在两字上进行部分笔画的改写,将"势"改作"热",将"热"改作"势"(图3-42)。后者如上文提及第378~第379行"猪苓削除去黑皮","去黑"两字原倒作"黑去",处理者将"去"视为脱文,于上文"除"字右下补脱。如此则"黑"字下"去"字就变成了衍文,抄写者便直接用墨笔将其涂去删除(图3-36)。

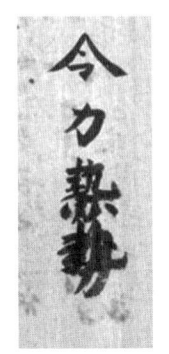

图3-42 龙530第312行

三、重文

龙530中的重文符号多作上下两点,即"𠄠",或连写作"𠃊"。常见为一字重文,亦有两字和四字重文者。两字重文如第161行

"中风"两字、第270行"丸散"两字、第631行"相恶"两字和第641行"薯蓣"两字。四字重文者仅有一处,即第235行"采送之家"四字,重文符号均标示于每字下。

龙530中也有重文符号误标的现象,当据文义予以鉴别。如第10~第12行,"至于药性所主,当以识识相因,不尔何由得闻","识"字重文,故字下有重文符号。但"相"字下亦有一个墨点,丛春雨识作重文符号,录为"识识相相",以为衍一"相"字。丛先生此说不妥,察该写本中重文符号一般写作上下两点,未见作一点者,此处应是误标作重文符号,后发现错误,墨笔涂成一点,不当作重文符号(图3-43)。

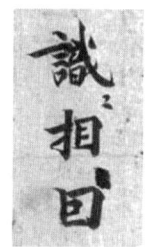

图3-43 龙530第11行

四、其他

龙530中出现的其他符号还有"绝止符号",出现在文末,表示内容的结束。《敦煌写本文献学·抄例编》中提到了"┐"和"|||"两种[1],龙530中的绝止符号仅文末最后一字下作一道竖线(图3-44),应是从"┐"简写或演化而来。不过既与《敦煌写本文献学·抄例编》所举两种不同,也当补充于此。

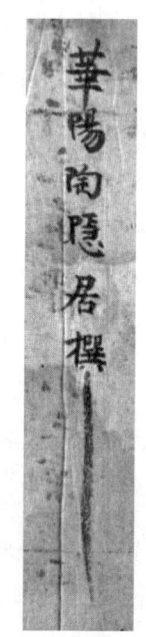

图3-44 龙530第720行

---

[1] 张涌泉:《敦煌写本文献学》,第457页。

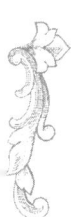

第四章
敦煌吐鲁番出土本草写本朱墨杂书研究

"朱墨杂书",亦称"朱墨杂写""朱墨分书"等,现代一般称为"朱墨间书"。狭义上来说是指写本中以朱笔与墨笔分别使用,以区别著作中的部分内容与其他内容不同,而逐渐形成的一种独特著作形式。发展到后来刻本中,即是"朱墨本"及拱花饾版等技术的应用。广义上来说,凡是在著作及抄写中,使用朱墨两色的写本文献都应该属于这一研究范围。

第一节　朱书起源与本草写本使用情况

敦煌吐鲁番文献大量保存了六朝隋唐时期的写本原件,其中使用朱书的内容较多,情况也十分复杂。较多的朱书见于句读、符号、批押、勾记、正讹、补脱等,也有朱书碑铭、墓志、镇墓文等。文献正文内容朱书,一般有两种情况:一是书名、章节名使用朱书,或在段首标以朱色符号,以示段落区分。这种现象在佛经的抄写中比较常见,朱墨两色焕然,也十分美观。二是部分内容朱书,以示强调或区分。如 P.2530《周易注》,"自《贲卦》至《颐卦》卦文皆用朱书,《大过卦》以下,在朱书上更以墨笔掩之"[1]。再如 S.498《毛诗正义》,

---

[1] 姜亮夫:《海外敦煌卷子经眼录》,载姜亮夫《敦煌学论文集》,上海古籍出版社,1978,第24页。

"传笺起止朱书,正义墨书,凡民字皆作人,孔氏原书应如是也"[1]等等。

为什么要使用朱书的形式,有何意义?如以朱笔句读、校改等很好理解,是为了醒目,或者是为了与原文进行区别。但为何如碑铭、墓志、镇墓文以及部分文献的正文内容也要使用朱书?其实这些都与我国古代的书写传统是区分不开的,是在书写过程中经过长时间的发展和演变,最终才形成的书写形式。

一、朱书的起源、目的以及演变

我国古代写本中,以朱色颜料进行文本著作和抄写,其起源或可追溯到文字产生以前,如早期岩画中的朱色图案以及出土彩陶中以朱墨两色绘制的花纹和形状等。早期使用朱书的目的多是为了美观,而自文字产生,以致书籍写本的泛滥,朱书的目的也就变得复杂起来。

1. 为了美观 文字书写中使用朱书,最早见于甲骨文中,如殷墟YH127坑出土的甲骨上,既有"涂饰朱墨"的文字,也有直接朱书未刻的文字。董作宾认为:"殷代写字用朱与墨,契刻之后仍涂朱墨为装饰,朱和墨在殷代被普遍应用着。所以我认为涂饰朱墨,完全是史官们为了好看,并非一定的制度,也不是某类卜辞应该涂朱,而某类应该涂墨。"[2]这即是"朱书"的目的之一——为了美观。这种出于美观目的使用朱色的情况,在绘画中体现得更为明显。如上述早期岩画及彩陶中使用朱色的情况,后来发展到帛书中,还见于马王堆出土帛画及导引图中,应该都是出于美观的考虑。

---

[1] 王重民:《敦煌古籍叙录》,中华书局,2010,第45页。
[2] 董作宾:《认识YH127坑出土的甲骨文特色——"武丁十甲"》,载杨新华、刘兴林主编《甲骨文与南京》,南京出版社,2009,第76页。

2. 与鬼神沟通　春秋晚期,如出土于山西晋国遗址的"侯马盟书",盟辞写在圭形或璜形的玉石片上,字迹多为朱色,少为墨色[1]。一般认为,这与"歃血为盟"的观念有关,朱色象征血,故借而用之。而"歃血为盟"则和古人与鬼神的交流有关。这一类的书写还有如秦汉时期祭祀天地山川所使用的玉简以及祷病玉版等,如长安桂宫遗址出土王莽拟封坛泰山的玉牒[2]、秦曾孙骃向华山神祷病的玉版[3]等;唐、五代时期道教的投龙简和后来用丹砂书写符箓以及丧葬中的墓志、镇墓文等。其他较具代表的还有地契中使用朱书等,都是为了借鬼神之名以起到约束的目的[4]。

3. 以示崇敬　朱书以示崇敬是由上一类的书写衍生而来的,一开始是出于对鬼神的崇敬,后来久而久之,演变为凡是为了表示崇敬,都使用朱笔进行书写。如山林寺观的匾额、重要碑铭的篆刻,还有皇帝对奏折的御批等。

表示崇敬时使用朱书的情况又渐经演化,这才出现了后世文献中复杂多样的现象。如出于对经书的尊重,在经学注疏类著作将经文朱书,其他内容墨书等,这一书写形式的目的也渐渐演变成了用以表示内容的区分。如《后汉书·蔡邕传》:"邕以经籍去圣久远,文字多谬,俗儒穿凿,疑误后学。熹平四年,乃与五官中郎将堂溪典、光禄大夫杨赐、谏议大夫马日䃅、议郎张驯、韩说、太史令单扬等,奏求正

---

[1] 张颔:《侯马东周遗址发现晋国朱书文字》,载《张颔学术文集》,中华书局,1995,第62-65页。

[2] 中国社会科学院考古研究所中日联合考古队,日本奈良国立文化财研究所中日联合考古队:《汉长安城桂宫四号建筑遗址发掘简报》,《考古》2002年第1期。

[3] 李零:《秦骃祷病玉版的研究》,载《中国方术续考》附录四,东方出版社,2000,第451-474页。

[4] 俞为洁:《对勾践"以丹书帛"的理解》,载葛立成主编《我们与时代同行——浙江省社会科学院论文精选2006—2010年(哲学、历史、文化专辑)》,浙江大学出版社,2014,第195-208页。

定六经文字。灵帝许之，邕乃自书丹于碑，使工篆刻，立于太学门外。”蔡邕以朱色书经文，是出于对经文崇敬的目的，而后来出现了以朱墨二色写成的著作《春秋左氏经传朱墨列》一卷（《隋史·经籍志》），目的则有所变化了。《春秋左氏经传朱墨列》已佚，今人不能窥知其全貌，但仍可从后世的一些记载中略见一斑。如《三国志·魏志·董遇传》：“初，遇善治《老子》，为《老子》作训注。又善《左氏传》，更为作朱墨别异……由是诸生少从遇学，无传其朱墨者。”吴承学认为：“所谓‘朱墨别异’，就是用红黑二色对经书加以标注，用之阐明经书的意义。董遇的‘朱墨别异’并非一般的句读，是有深意的特殊标志，所以一般读者不易掌握，董遇也并不轻易教人。”[1]这样一来，“朱墨别异”就不再只是简单的抄写形式，而成了一种以朱书写经，墨书为传的著作形式。至于今敦煌文献中见孔颖达所编《毛诗正义》（S.498）中，传笺作朱书，可以视为这种书写形式的余韵，但又有所不同。

出于对皇帝的尊重而使用朱书，则影响到了史书编撰中内容的区别，如《续资治通鉴长编》卷三十六“淳化五年十月丙午”条：“翰林学士张洎等献重修《太祖纪》一卷，以朱墨杂书。凡躬承圣问及史官采摭之事，及朱以别之。”文中写明“朱书”的目的是为了区别。而皇帝在奏折批押中使用朱书，则演变为后来凡是批押性质的书写都使用朱书了，这在敦煌吐鲁番文献中的官府文献中，尤为多见。

经过长时间演变，出于区分著作内容的目的而使用朱书，也成为固定体例的著作和抄写方式，便是本章开始时关于狭义“朱墨杂书”的定义，也是本章要研究的重点。这一著作和抄写方式在本草写本中也有较多使用，且影响深远。

---

[1] 吴承学：《中国古代文体形态研究》（第3版），北京大学出版社，2013，第219页。

二、本草写本中朱书使用情况

敦煌吐鲁番出土本草写本中使用朱书的情况包括朱书符号、朱笔正讹、朱书补脱和朱书正文四种。朱书的目的多是为了表示内容的区别，或起到强调的作用。但朱书正文一类中也有一种为了表示对经文的崇敬，经文朱书，其他内容墨书的情况，即是狭义概念上的"朱墨杂书"。

（一）朱书符号

敦煌吐鲁番出土本草写本中所见的朱书符号，主要是点号。

1. 标示于段首或句首，表示区分　今检彩色照片，见龙530在抄写时，每段并不另起一行，而是于段首标以朱点，以示区分。这种情况在S.76《食疗本草》残卷中也有使用，但在S.76中，朱点主要用于每药下"按语"之首，或用于"按语"中每句首。另在龙530中段首亦有标以墨点的情况，如第322行、第515行等中并可见，疑是因朱、墨笔替换不及而出现的误标误示。

2. 用于表示药性为热　主要见于龙530中，如第403～第404行："今以朱点为热，墨点为冷，无点者是平，以省于烦注也。"而且这一标示也仅适用于"诸病通用"所罗列的药物中。但较之《大观本草》《政和本草》，亦可见其前后多有舛错者。

3. 标示于字上，起到强调作用　日本学者小川琢治曾在《本草学的起源及神农本草经》中提出"朱墨杂书，代用以朱点区别法，为自六朝至唐代时所最通行的办法，那是应该知道"[1]。黑田源次同意这一说法，但认为小川先生所限定的时间"六朝至唐代"应改为"开元年间"，并提出"要之，正确郑重之写本，尚留朱墨杂书之遗迹，至少至

---

[1] 小川琢治：《本草学的起源及神农本草经》，郑师许译，《科学月刊》1930年第二卷第78期，第114-129页。

宋初可以见之也"[1]。此处涉及"朱墨杂书"的使用时间问题，在没有更多材料支撑的情况下，尚不能断定黑田先生所提出的"至少至宋初可以见之"说法是否准确。但就两位先生所说，似认为"朱墨杂书"的演变有一种"代用以朱点区别法"的形式。

小川先生提出这一说法的主要原因是因为龙530中，第31~第32行"本草经卷上""本草经卷中""本草经卷下"等十五字每字上标以朱点（图4-1，因黑白印刷，图中色淡者原为朱色，色重者为墨色，下同）。但除此十五字外，龙530中再无类似的朱点使用情况，仅就此得出结论，似为不妥。而这十五字上之所以标以朱点，怀疑可能是出于强调的目的，而与"朱墨杂书"无关。

（二）朱笔正讹

见于龙530中，有两处，上文第三章"正讹"下已提及第430行"膓澼下利"，"膓"原讹作"腹"，以朱笔校改之（图4-2）。另一处见于其上第426行药名"干姜"，"姜"字原讹，以朱笔校改（图4-3）。

（三）朱书补脱

"补脱"的文字内容使用朱书，仅见于龙530中，有两处，分别是第406行和第411行。其中第406行补"头"字，第411行补"白"字（图4-4、图4-5）。龙530中正讹和补脱的内容多是使用墨书，使用朱书，可能是不同的人或同一人在不同时间所为。

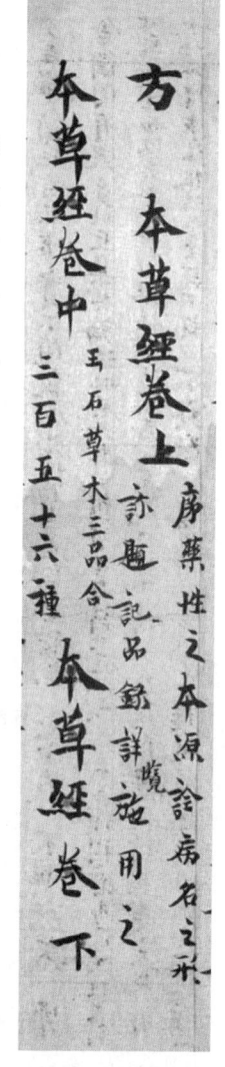

图4-1 龙530
第31~第32行

---

[1] 黑田源次：《中央亚细亚出土医书四种》，万斯年译，载《唐代文献丛考》，商务印书馆，1947，第134页。

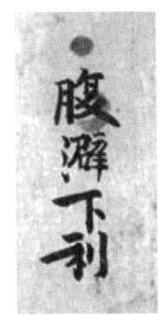 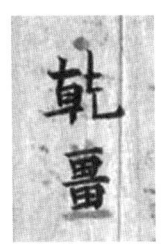 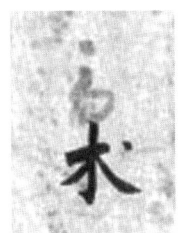 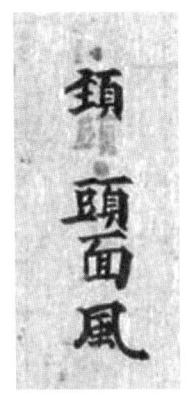

图 4-2 龙530 第 430 行　　图 4-3 龙530 第 426 行　　图 4-4 龙530 第 406 行　　图 4-5 龙530 第 411 行

（四）朱书正文

敦煌吐鲁番出土本草写本中，出现朱书正文的有4件写本，包括《本草经集注》残卷 Ch.1036V、大谷 5467（1）R 和《新修本草》残卷 P.3714 以及《食疗本草》残卷 S.76。具体又可分为两种情况。

（1）药物名称朱书及段首标以朱笔"又"或"又方"字样：主要见于 S.76《食疗本草》残卷中。S.76《食疗本草》残卷每药条文的内容共包括三个部分，即药物名称、孟诜原著内容和按语。前文已谈到每按语首及按语下每句首标以朱点，其他两部分内容中，药物名称朱书，孟诜原著中每段首则书以朱笔"又"字，所附方，则于方首标以朱笔"又方"两字；按语中的附方，其上亦标以朱笔"又方"字样（图 4-6）。

图 4-6　S.76《食疗本草》残卷"吴茱萸"条

(2)《神农本草经》内容朱书,其他内容墨书。见于《本草经集注》残卷 Ch.1036V、大谷 5467(1)R 和《新修本草》残卷 P.3714 三件写本中,由于《本草经集注》和《新修本草》中均包含有《神农本草经》的内容,将《神农本草经》的内容朱书,其他内容墨书,是由出于对经文的崇敬心理演变而来的,同时也起到内容上的区分作用。

第二节　本草写本中朱墨杂书使用情况

敦煌吐鲁番出土本草写本中使用狭义概念上"朱墨杂书"的只有《本草经集注》残卷 Ch.1036V、大谷 5467(1)R 和《新修本草》残卷 P.3714 三件写本,以下作详细探讨。

一、本草著作中使用朱墨杂书源于陶弘景

在本草写本中使用朱墨杂书这种形式,从现有材料来看,应是源于陶弘景《本草经集注》。如陶氏在《本草经集注·序录》中称:"右三卷,其中下二卷药合七百卅种,各别有目录,并朱墨杂书并子注,大书分为七卷。"

"子注",亦称"自注",是产生于六朝时期的一种注释形式。刘知幾《史通》卷五"补注第十七":"亦有躬为史臣,手自刊补,虽志存贬博,而才阙伦叙,除烦则意有所吝,毕载则言有所妨,遂乃定彼榛楛,列为子注。"陈寅恪《支愍度学说考》引《出三藏记》集壹拾竺昙无兰三十七品经序略"本二千六百八十五字,子二千九百七十字,凡五千九百二十字",云:"据此,可知本子即母子。上列比丘大戒二百六十事中,其大字正文,母也。其夹注小字,子也。盖取别本之义同文异者,列入小注中,与大字正文互相配拟。即所谓'以子从母''事类相对'者也。六朝诂经之著作,有'子注'之名,当与此有关。"[1] 陶弘景

---

[1] 陈寅恪:《金明馆丛稿初编》,三联书店,2001,第 183 页。

《本草经集注》是以《神农本草经》为基础增补注释而成,经考可知"朱墨杂书并子注"的具体做法,是以《神农本草经》之文朱书,新增之文(一般认为即《名医别录》之文)墨书,"子注"则是陶氏集所作注释和相关考证等。

又《宋史·刘翰传》引李昉《唐本草序》:"梁陶弘景乃以《名医别录》参其《神农本草经》,朱墨杂书,时谓明白。"[1]Ch.1036V残片及日藏大谷5467(1)R残片均保留了《本草经集注》朱墨杂书的原貌,为这一著作形式留下了直接的证据。陶弘景"朱墨杂书并子注"的做法也开启了后世本草著作的基本体例,唐时,《新修本草》更是承袭《本草经集注》,以"官修"的名义确立了本草著作的这种体例。《新修本草》的著作形式也在敦煌P.3714写本中留下了印迹。

P.3714是敦煌吐鲁番出土《新修本草》写本中唯一以朱墨杂书形式书写的,也是目前存世唯一一件朱墨杂书书写的《新修本草》残卷,是对朱墨杂书这一著作书写形式进行考察研究的重要参考材料。如虞舜、王家葵就以该写本和朱墨杂书的《本草经集注》写本一起,从有助甄别《神农本草经》佚文、有助确定《本草经集注》的编写体例、可资研究《本草经集注》《新修本草》《证类本草》异同三个方面探讨了该写本的价值[2]。朱墨杂书作为中国古代本草学著作中一种独特的著作形式,对于考察本草学著作体例的形成,对于《神农本草经》等相关已佚本草学著作的辑佚都有着十分重要的意义,下文也将详细探讨。

二、朱墨杂书在抄写时的具体操作和误写情况

朱墨杂书这一著作和抄写体例,在书写操作时,必然要使用到

---

[1] 《宋史》(第39册),中华书局,1982,第13506页。另外,李时珍认为陶氏在编撰《名医别录》时已采用"朱墨杂书"的形式,在《本草纲目》卷一《序例上》中称其:"以朱书《神农》,墨书《名医别录》。"但从目前来看,并未有直接的证据能够支撑这一结论,故此处留疑,姑待以后考证。

[2] 虞舜、王家葵:《论两种朱墨分书本草残卷的文献学价值》,《南京中医药大学学报(社会科学版)》1999年第15卷第2期,第101-103页。

朱、墨两色的笔,具体如何进行?这在P.3714中也留下了可考的痕迹。如第199行内容为朱书"牙子味苦寒主耶气热疥瘜恶疮",其中"寒"字上下均留有空格,"寒"字上空格较小,约容一字;"寒"字下空格较大,可容两字(图4-7)。经过考证后发现,这两处空格处应该是有墨书内容的,今作空白,可能是抄写者忘记使用墨书填补。

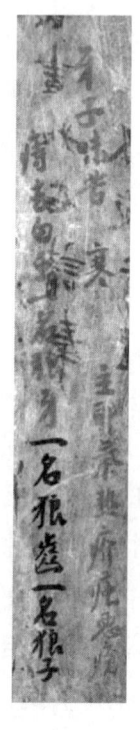 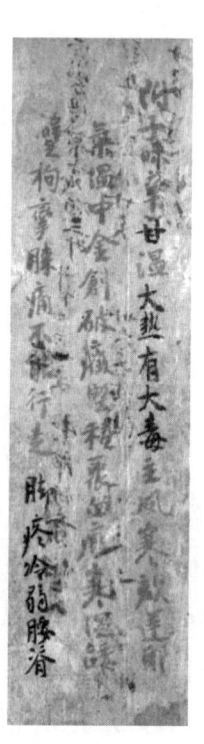

图4-7　P.3714
第199~第200行

图4-8　P.3714
第98~第100行

如《大观本草》《政和本草》卷十"牙子"条作:"牙子,味苦、酸。寒,有毒。主邪气热气、疥瘜恶疡、疮痔,去白虫。一名狼牙。"可知P.3714与《大观本草》《政和本草》相比,"寒"字上下分别脱"酸"和"有毒"三字。这三字在《大观本草》《政和本草》中都刻作黑字,非《神农本草经》内容,故在P.3714当墨书。再对比P.3714第98~第100行"附子"条,性味中墨书的"甘""大热有大毒"等字,位置与"牙子"条相似(图4-8)。

也就可以得知,P.3714在进行"朱墨杂书"的具体操作时,每一条中是先以朱笔写完应当朱书的内容,墨书的内容留以空格,再用墨笔填补完成。上举"牙子"条因抄写者忘记将预留空格位置的墨书文字填补完成,故造成了脱文的现象。

而朱墨两色笔的替换使用,多有不便,抄写时难免会有错误发生,将原应写作朱书的内容写成了墨书,或是将原应写作墨书的内容写成了朱书。这样的错误现象也在P.3714中有所体现。

经过仔细梳理,发现P.3714朱墨笔替换使用时,明显可以看出是发生了错误的地方共有两处:

一是第24行"泽漆"条下,"无毒"两字,"无"字写作朱书,"毒"字写作墨书,必然是出现了错误。但此处又存在如何判别的问题,"无毒"两字原作朱书,还是原作墨书呢?应是作墨书,详见下文中的探讨。

二是第167行"虎掌"条下,药名"虎掌"两字,"虎"字墨书,"掌"字及以下内容作朱书。"虎掌"为《神农本草经》所载药物名,当作朱书无疑,但此前"由跋根"条为《名医别录》新增药物,内容皆作墨书,应是抄写者换笔不及,将"虎"字抄成墨字,等发现错误后换作朱笔,继续抄写接下来的文字。

三、本草著作朱墨杂书使用情况的演变

朱墨两色笔替换使用,多有不便,为了避免繁复,减少错误,在文本书写时,朱墨杂书这一书写形式必然会发生演变。演变的第一种形式,在敦煌吐鲁番出土本草写本中有所体现,即朱墨两色不再区分,演变为全以墨书写正文,如龙530等。日本仁和寺藏《新修本草》残卷也都是以墨笔抄写。第二种演变形式是到了雕版印刷时代,因为刊版的缘故,受刊刻技术的限制,朱墨杂书这一形式无法继续下去,于是就演变成将朱书刻成阴文,印作白字;墨书刻成阳文,印作黑字的形式,即《开宝本草序》中所言:"定为印版,乃以白

字为《神农》所说,墨字为《名医》所传。"现存晦明轩刻本《政和本草》中清晰地保存了这种阴文白字、阳文黑字的面貌。及至于明清时期出现了"拱花""饾版"等技术,则很遗憾地未能应用于本草著作中。

综上可知,朱墨杂书,又称"朱墨杂写""朱墨分书"等,今多称为"朱墨间书"。使用"朱书"的目的,与为了美观、与鬼神交流、表示崇敬等原因有关。但在长期的过程中,朱书的目的也渐渐发生演变,使用的情况变得纷繁复杂起来,甚至于在经学著作和本草学著作中形成一种独特的著作与书写方式。尤其以本草学著作具有代表性。

现存使用朱墨杂书的本草学著作主要是见于敦煌吐鲁番出土本草写本中,有 Ch.1036V、P.3714、S.76 等残卷,其中 S.76 又与前两者不同,不属于朱墨杂书这一特殊的著作和抄写体例。另朱墨杂书《本草经集注》写本还有日藏大谷 5467(1)R 残片,可与 Ch.1036V 缀合。这些写本在敦煌写本文献学的研究中具有十分重要的价值,另外对于《神农本草经》等已亡佚本草古籍的辑佚也具有重要的意义,值得深入研究。

朱墨杂书由于抄写不便,容易发生错误,其演变形式有两种:一种是全以墨书写正文。一种是到了雕版印刷时代,演变为以"阴文白字、阳文黑字"进行刊刻的形式。

第三节 敦煌吐鲁番出土朱墨杂书本草写本的价值

对敦煌吐鲁番出土朱墨杂书本草写本进行研究,丰富了敦煌写本文献学的内容,扩大了敦煌写本文献学的研究范围。利用这一独特的著作书写形式,也可以对敦煌吐鲁番其他以朱墨两色书写的写本进行判定。更重要的是,朱墨杂书本草写本所载的具体内容,有助于解决《神农本草经》《名医别录》《本草经集注》《新修本草》等亡佚本草古籍辑佚和研究中许多较有争议的问题。

一、丰富敦煌写本文献学内容

敦煌吐鲁番文献保存了六朝隋唐时期诸多写本文献原件,使得对朱墨杂书的研究成为可能。荣新江《敦煌学十八讲》第十七讲《敦煌写本学》文末提道:"敦煌文献种类繁多,形式也多种多样,不论形制还是文字,都还有一些方面我们这里没有论述,如不同地区写本的判别、标点符号、朱笔改写或印记、原卷与复制的不同等,随着敦煌写本学的不断完善,我们可以不断增补。"[1]其中"朱笔改写"就是属于朱墨杂书中的一部分内容。但自荣先生提出至今,学界仍鲜见这一方面的研究。张涌泉《敦煌写本文献学》在这一方面亦付阙如,不能不称之为遗憾。

不过,在以往的敦煌吐鲁番文献研究中,原文献图版多以黑白色印刷,一定程度上也限制了对朱墨杂书的研究。近年来,随着国际敦煌网站及各种彩色图版类著作的出版,学者都能够亲眼见到敦煌吐鲁番文献的原貌,这也是近年来敦煌写本文献学研究愈来愈多的原因。所以,相信在不远的将来,利用彩色图版,对敦煌吐鲁番文献朱墨杂书这一书写形式进行研究者也会越来越多,成为敦煌写本文献学中重要的内容。

二、判定价值

以大谷5467(1)R残卷为例进行说明。该残卷图版最早披露在《大谷文献集成》第三卷中[2],为黑白印刷,整理者辨识出其中

---

[1] 荣新江:《敦煌学十八讲》,北京大学出版社,2001,第312页。
[2] 小田义久:《大谷文书集成》(第三卷),法藏馆,1984,第184页,图版41。

第 2、3 两行文字。后于 2005 年被收入《吐鲁番出土文献总目》（日本收藏卷）[1]。陈陮在文中提到该文献有朱书文字[2]，根据这一线索，笔者查阅国际敦煌网站公布的彩色照片后，发现该写本所载内容为本草学著作，书写形式为朱墨杂书。经研究，初步判定当是《本草经集注》残片之一。

其实早在日本，小曾户洋、都筑晶子等已在十余年前发现该写本为《本草经集注》残卷，也都发表了相关论文。此处为说明利用朱墨杂书这一形式对其他敦煌吐鲁番写本的判定价值，故不赘冗繁，再作探讨。

大谷 5467(1)R 的基本情况在第一章中已有详细介绍，不赘。在书写上，该写本是以朱墨杂书写成，其中墨书部分又有大小字的区别，据此可判定其在形式上与唐以前本草学著作形式基本一致。而根据其内容，则可判定具体属哪一部本草学著作的残余。

兹录其所载内容原文如下。

（前缺）

1……无毒主……

2……摩之。又治淋……

3……泽。衣中乃有，而……

小儿淋闭取……

4……寒大……

　　寒

（后缺）

通过与传世文献对比，首先可以发现该写本所载第 1~第 3 行内

---

[1] 陈国灿、刘安志：《吐鲁番文书总目》（日本收藏卷），武汉大学出版社，2005，第 360 页。

[2] 陈陮：《吐鲁番出土中医药文书研究》，南京中医药大学硕士论文，2014，第 91-92 页。

容,见于《证类本草》"衣鱼"条下。为方便比较,今将文献第1~第3行内容置于《证类本草》"衣鱼"条中,并加粗表示如下。

衣鱼味咸温**无毒主**妇人疝瘕小便不利小儿中风
项强背起**摩之又**疗(**治**)**淋**堕胎涂疮灭瘢一名白鱼一名蟫
生咸阳平**泽**陶隐居云**衣中乃有而**不可常得多在书中亦可用
小儿淋闭(取)以摩脐及小腹即溺通也

在《证类本草》衣鱼条下,上段文字中"衣鱼味咸温无毒主妇人疝瘕小便不利小儿中风项强背起摩之"及"一名白鱼"共三十字刻作白字。根据《证类本草》编撰的体例,可以知该三十字是《神农本草经》的内容;"又疗淋堕胎涂疮灭瘢""一名蟫生咸阳平泽"共十七字刻作黑字大字,是《名医别录》内容;"衣中乃有"及以下共三十字刻作黑字小字,前冠以"陶隐居云"字样,应是《本草经集注》中的注释内容。大谷5467(1)R写本中同时见以上三部著作的内容,且书写形式为朱墨杂书,联系敦煌吐鲁番出土文献的整体时代,可初步判定该写本所载内容是从《本草经集注》或《新修本草》中抄来。

仔细分析,大谷5467(1)R残存内容虽可置于《证类本草》衣鱼条下,但仍稍有不同之处:一是第2行中"治"字,《证类本草》作"疗";二是第3行小字中"取"字,不见于《证类本草》。而"治"与"疗"字的不同,也成为判定大谷5467(1)R文本性质的关键。

《新修本草》的编撰在显庆二年(657)到显庆四年(659)间[1],正值唐高宗李治在位,应避讳"治"字。P.3714及敦煌出土其他《新修本草》写本,以及现存簪喜庐本、罗振玉本等《新修本草》日本抄本残卷中,均因避讳而未见"治"字出现。仔细分析后也可得知,《新修本草》编撰时对"治"字的避讳有两种方法:一是省写药物"主治"中的

―――――――
[1] 尚志钧:《新修本草(辑复本第二版)》,第790页。

"治"字，如 Ch.1036V《本草经集注》残卷中，每条文内"主"下并有"治"字，而 P.3714 及簋喜庐本、罗振玉本《新修本草》残卷中并无[1]。二是将每条文内"治"字改为"疗"。如 P.3714 桔梗条下"疗喉咽痛"，芫花条下"疗疥疮"，荛花条下"疗痰饮咳嗽"等；再如簋喜庐本《新修本草》残卷云母条下"疗五劳七伤"，茯神条下"疗风眩风虚"等。《证类本草》在"治"字的避讳上与《新修本草》相同，从这一点上也可以推测《证类本草》引用《神农本草经》和《本草经集注》的内容，是以《新修本草》为底本而完成的。虽然梁茂新曾提出，从历史的角度看，当时"治"字未必严格避讳[2]，但《新修本草》作为官修的著作，严格遵从避讳应是必然的，故不可能在内容中出现"治"字。如既往学者的研究中，不避讳"治"字也是判定 Ch.1036V 残卷成书年代在唐高宗以前的主要依据。

所以，大谷 5467(1)R 写本中出现"治"字，只能说明该写本内容不属于《新修本草》，而是《本草经集注》之残余。也可以确定，第 1 行"主"字后所残之字，必然是"治"字。

另外，大谷 5467(1)R 残卷第 3 行小字"取"不见于《证类本草》。但《证类本草》"衣鱼"条后又引段成式云："古方治小儿淋闭，取以摩脐及小腹，溺即通。"其中有"取"字，正与大谷 5467(1)R 残卷所载相同。且《证类本草》中"淋闭以摩脐"句稍嫌欠通，加一"取"字义胜。故也可认为"取"字是《证类本草》脱字，当据大谷 5467(1)R 残卷补。

大谷 5467(1)R 残卷第 1~第 3 行既可判定为《本草经集注》衣鱼条下内容，第 4 行虽仅存三字，但可以肯定的是与上三行并非同一条文中内容，而是另一药物条下的起首部分。详细看来，第 4 行"寒"字

---

[1] 两种《新修本草》残卷国内有多种影印本，此处簋喜庐本参考群联出版社 1955 年影印本，罗振玉本参考上海古籍出版社 1985 年影印本。
[2] 梁茂新：《〈本草经集注〉写本年代考异》，《中华医史杂志》1983 年第 3 期，第 181-182 页。

位置约与第 1 行"毒主"、第 2 行"又治"相当,按每行书大字 20 字左右计[1],"毒主"前当有 6 字,即"衣鱼味咸温无";"又治"前当有 7 字,即"风项强背起摩之",则第 4 行"寒"字前亦当有 6~7 字,假使"寒"字为"味×寒"之残余,则前当为起首药名,字数在 4~5 字。

根据《本草经集注》序录中有"玉石、草、木三品各三百五十六种""虫兽、果菜、米食三品,合一百九十五种,有名无实三条合一百七十九种"等语,知陶弘景是将《本草经集注》所收录的药物按照自然属性分作玉石、草、木、虫兽、果菜、米食、有名无实七类。在《证类本草》的分类中,衣鱼属虫鱼下品,故在《本草经集注》中当属虫兽类。

在《证类本草》的分卷中,虫兽类的药物分布于第十六至第二十二卷,其中属于《本草经集注》、名称在 4~5 字的药物有牡狗阴茎、六畜毛蹄甲、乌贼鱼骨、白颈蚯蚓和葛上亭长。再从《证类本草》的白文中知牡狗阴茎、六畜毛蹄甲的性味为"味咸平",乌贼鱼骨的性味为"味咸微温",葛上亭长的性味为"味辛温",均与大谷 5467(1)R 所残存朱书"寒"及墨书小字"大寒"三字不合。唯白颈蚯蚓条,《证类本草》白字起首作"白颈蚯蚓味咸寒大寒无毒",字数与 5467(1)R 残存内容相当,内容与 5467(1)R 残存内容相合,故可判定该残卷第 4 行当属"白颈蚯蚓"条下。

三、辑佚价值

本草著作辑佚是医学著作辑佚研究中的重要内容,辑佚的历史较久,辑佚所得版本较复杂,辑佚内容上争议也较大。尤其是《神农

---

[1] 渡边幸三先生在计算 Ch.1036V 残卷所载文字量时,以每行书大字 20 字计,本文认为大谷 5467(1)R 与 Ch.1036V 残卷抄写体例相同,第一章中也有详证两残卷或可缀合,故此处亦以每行书大字 20 字计。详见渡边幸三:《中央亚细亚出土的本草集注残简文献学的研究》,原载《日本东洋医学会志》第五卷第四号,1955 年 3 月;储天任节译,发表于《上海中医药杂志》1957 年 11 月号,第 40 - 42 页。

本草经》的辑佚研究,南宋时期就有王炎《本草正经》三卷,历经明、清、民国,至近来尚志钧、马继兴,以及日本学者的成果,辑本已不下二十余种。就《神农本草经》辑佚进行研究的论文不计,近来的专著就有马继兴《神农本草经辑注》下篇和王家葵、张瑞贤《神农本草经研究》等[1]。其他如《名医别录》《本草经集注》《新修本草》等著作,每种也都有数个辑本,辑佚内容不一。

经过系统梳理,可以发现前人对《神农本草经》等本草著作的辑佚和研究成果中,其使用的材料多偏重于传世文献,对出土文献的利用较少。出土文献尤其敦煌吐鲁番出土朱墨杂书本草写本保留了本草古籍的原貌,较同时代的传世文献来说,应该更具辑佚价值。当然这也是因为时代的关系,今天较前人能看到更多的出土文献,所以在此基础上,对《神农本草经》等本草著作的辑佚再进行研究,是十分有必要的。

而通过上文可知,敦煌吐鲁番出土朱墨杂书本草写本,除 S.76《食疗本草》外,其余 3 件文献即是《本草经集注》残卷 Ch.1036V、大谷 5467(1)R 和《新修本草》残卷 P.3714。在抄写上,属于《神农本草经》的内容作朱书,余作墨书,是本草学著作的一种固定体例。以下就这三件朱墨杂书本草写本,对《神农本草经》《本草经集注》辑佚中相关问题有价值的内容作具体探讨,以为例说。

1. 朱墨杂书本草写本对辑佚《神农本草经》的价值　敦煌吐鲁番三件朱墨杂书本草写本中,朱书《神农本草经》药物条文共 29 条(较完整者 27 条,存部分内容者 2 条),约占《神农本草经》药物总数的百分之八。除对《神农本草经》中这 29 条药物的具体辑佚有较大价值外,分析其中的共性,发现规律,对于恢复《神农本草经》全貌也很有

---

[1] 《神农本草经》辑佚版本相关内容参见马继兴:《神农本草经辑注》第六篇第十五章,人民卫生出版社,1995;王家葵、张瑞贤:《神农本草经研究》,北京科学技术出版社,2001。

意义。

（1）"有毒无毒"问题：《神农本草经》中是否有药物毒性的记载，一直是学界争议不下的一个问题。其中认为《神农本草经》中有药物毒性记载的学者有森立之、姜国伊、蔡陆仙、马继兴等先生，其中尤以马先生所论甚详，从传世文献中梳理出五条证据。一是《太平御览》及《吴普本草》所引《神农本草经》文均有"有毒无毒"。二、三是《证类本草》白头翁条、干漆条白字"无毒"与墨字"有毒"并存。四是羊桃条，宋本、柯逢时本《证类本草》作白字；衣鱼条，《证类本草》作白字。车前子、贝母条，柯逢时《大观本草札记》有"无毒，《政和》作阴文"的记载；五是列举支持这一观点的学者[1]。详此五条证据，第五条不论，第二、第三条可并作一条，与第四条一样，只是个别现象，不足以为证。而之所以出现这些个别现象，应当是刊刻错误的原因，从出土写本中可以得到证明。剩下第一条证据，其实也是比较关键的一条证据，是目前尚无法得出结论的主要原因。

虞舜、王家葵同意马先生意见，从出土文献的角度考察《神农本草经》各药条下应有毒性记载，辑佚诸家俱付阙如是不妥的做法。但虞、王二氏文中称："而《本草经集注》残卷中，燕屎及天鼠屎条'有毒'二字悉作朱书，更使这一论断得到支持和验证。"[2]此处所言《本草经集注》残卷是指 Ch.1036V 残卷，但该残卷中两次出现"有毒"二字，皆作墨书大字，并无朱书。今有彩色照片为证，不知虞、王两先生为何视"墨"为"朱"？虞、王两先生又据此修正森立之认为"有毒无毒"文字是陶弘景误作墨书的观点，称："但《本草经集注》残卷毒性作朱书，而《新修本草》残卷多作墨书，则知有毒无毒文字混入《名医别录》的时间，并非森氏所说系陶弘景所为，而是唐代撰《新修本草》时始误

---

[1] 马继兴：《神农本草经辑注》，第 609－610 页。
[2] 虞舜、王家葵：《论两种朱墨分书本草残卷的文献学价值》，《南京中医药大学学报（社会科学版）》1999 年第 15 卷第 2 期，第 101－103 页。该文收入王家葵、张瑞贤《神农本草经研究》一书中，为第五章第五节，内容无变化。

作墨字的。"为误益甚。

  王家葵在最新的研究中,已经修订了这一观点。据《吴普本草》引《神农本草经》有药物毒性记载,认为《神农本草经》中是有药物毒性记载的,可能是陶弘景将药物毒性相关的内容改成黑字,延续到《证类本草》中,也都刻作黑字[1]。药物有毒无毒,是比较容易观察到的一个现象,在早期文献如《山海经·中山经》中,就有芒草"可以毒鱼"的记载[2]。出土简帛文献中,也有不少关于药物毒性的内容,如《五十二病方》中的"毒堇"等[3]。据此,《神农本草经》中有药物毒性的记载也是可以想象的。与《神农本草经》时代相近的其他本草著作中,见于《吴普本草》所引的,也有关于药物毒性的记载。至于为何至敦煌吐鲁番出土本草写本中,关于药物毒性的内容都成了黑字? 王家葵的观点是值得借鉴的,同时也不排除另一种可能,即《吴普本草》所引《神农本草经》与陶弘景所见到的《神农本草经》并非同一本书。在陶弘景所见到的《神农本草经》中,没有或者只有很少一部分药物条下有药物毒性的内容。若据王家葵观点,陶弘景在撰写《本草经集注》时,将《神农本草经》其他内容都写作朱书,仅仅把药物毒性的内容写作墨书,这一点其实也是很难想象的。综上可知,认为《神农本草经》中有药物毒性记载的观点仍不是十分妥当。

  然而在大谷5467(1)R残卷中,第1行"无毒"两字却是写作朱书,这又是怎么回事? 其实不止是这一处,在敦煌本《新修本草》残卷P.3714中,"无毒"写作朱书已在泽漆和白薇条下出现过两次。但在泽漆条下,"无毒"两字的"无"写作朱书,"毒"字却作墨书,上文已说过,这应当是误写造成的。"无"字上"微寒"两字朱书,乃是抄写者换笔不及,将"无"字抄成朱字,等发现错误后换作墨笔,故"毒"字写作

---

[1] 王家葵:《本草经集注(辑复本)》,第65-66页。
[2] 袁珂:《山海经校注》,北京联合出版公司,2014,第114页。
[3] 裘锡圭:《长沙马王堆汉墓简帛集成·五十二病方》,中华书局,2014,第246页。

墨字。同样的抄写错误还见于该写本虎掌条,"虎"字墨书,"掌"字及以下内容朱书。这也就很好地解释了"有毒无毒"并非《神农本草经》内容,为什么会写作朱书,以及马继兴所举的第二、第三、第四条证据中出现个别现象的原因。

而大谷5467(1)R中,衣鱼条下"无毒"两字误作朱书,《证类本草》衣鱼条下"无毒"也写作白字,有可能是二者同时出现错误,也有可能是此两字错误已久,一直未能得到更正。

(2) 药物产地问题:《神农本草经》中有药物产地的内容,这一点王家葵、张瑞贤两先生论证颇详,当无异议[1]。王、张两先生文末胪列新辑《神农本草经》药物产地353条,据朱墨杂书本草写本,似仍有可商之处。

如衣鱼条"生咸阳平泽"五字,大谷5467(1)R第3行仅存一"泽"字,"泽"字上存一竖笔断痕,当是"平"字末笔残痕。这两个字以墨笔大字抄录,似非《神农本草经》原有文字。

另一《本草经集注》残卷Ch.1036V中,表示药物产地的"生高谷山平谷""生令浦山谷"两条均作朱书,是属于《神农本草经》的内容。今考,Ch.1036V和大谷5467(1)R两残卷或可缀合,原属同一卷子。据王家葵、张瑞贤观点,《神农本草经》药物产地的内容在《证类本草》中未刻作白字,是因苏敬等编撰《新修本草》时,"为了使《本草经》更像神农氏之作,遂将与此书成书年代直接相关的汉代郡县名称,全部隐入《名医别录》文中"。王、张两先生这一观点是否正确姑且不论,但按两先生所论,《本草经集注》引《神农本草经》原文中表示药物产地的内容应全部朱书;Ch.1036V和大谷5467(1)R两文献属同一卷子,不应当存在抄写不一致的现象。

如此,大谷5467(1)R中表示药物产地的内容作墨书只有两种可能:第一是误抄,将原应朱书的内容抄成墨书;第二是这五字"生咸阳

---

[1] 王家葵、张瑞贤:《神农本草经研究》,第275-278页。

平泽"非《神农本草经》内容。误将朱书抄作墨书的可能性很大,但"生咸阳平泽"五字非《神农本草经》原文的可能性亦为不小。如果是后者,则说明《神农本草经》原文中有表示药物产地的内容,但并非每药条下都有对产地的论述,属于后世增补的亦有不少。

（3）具体辑佚内容异文举隅。

1）敦煌吐鲁番出土三件"朱墨杂书"本草写本,共载《神农本草经》药物 29 条中,有朱书药物别名的共 16 条,其中与《证类本草》白字不同的有"莨蓎子"条"一名行唐,一名横唐","一名行唐"朱书,作《神农本草经》文。而《证类本草》则是"一名横唐"刻作白字,暂尚不能分辨是非。

2）荛花条,《证类本草》白字有"主伤寒、温疟,下十二水,破积聚、大坚、癥瘕"等内容,其中"下十二水"后世诸辑本并同。P.3714 无"下"字,作"主伤寒、温疟、十二水",当是。按前文大戟条,有"主蛊毒、十二水、腹满急痛"等内容,"十二水"前并无"下"字。

3）钩吻条,"主金创乳痉",《证类本草》亦作"主金创乳痓","痓"为"痉"的俗讹字,故此处当辑作"乳痉",森立之、马继兴本已辑如是。

另外,在具体辑佚过程中,敦煌吐鲁番出土朱墨杂书本草写本,其中朱书部分俗写、讹字、脱文、衍文、错乱等现象较多,如 P.3714 钩吻、虎掌条下甚至存在整句脱落的现象,不能不详细甄别。

2. 朱墨杂书本草写本对辑佚《本草经集注》的价值 《本草经集注》辑本以森立之、尚志钧、王家葵三家为代表,今就敦煌吐鲁番出土朱墨杂书本草写本对《本草经集注》辑佚上的几个问题稍作探讨。

（1）陶弘景对药物性味的阐发:大谷 5467（1）R 残卷第 4 行中"大寒"二字作墨书双行子注,而《证类本草》却刻作黑文大字,两者有所不同。不仅如此,《证类本草》每药的性味均是刻作黑文大字,全无小字夹注,与《新修本草》是一致的。如《新修本草》残卷 P.3714 及《新修本草》日本残卷,都是将陶注双行小字书写,附于大字之后,新增注文附于陶注之后,前冠以"谨按"字样。新增药物,注前则不冠以"谨案"二字。而每药下大字内容中,都没有小字夹注。

大谷5467(1)R残卷"大寒"写作小字,是否能认为陶弘景在编纂《本草经集注》时,对于药物的性味,除集《名医别录》中的内容外,也有自己的阐发,而陶氏阐发的内容又被《新修本草》改成大字?目前仍只能说是孤证,但这一问题至少是值得探讨的,应引起学者的重视。

(2) 避讳改字的问题:在具体的辑佚过程中,还应当注意避讳改字的问题。如《本草经集注》一书,唐人编撰《新修本草》时,将其中的"世、治"等本朝讳字并改或阙;至宋人时,又将前朝讳字或回改,或未改,而本朝讳字则全改或阙。在辑佚时,应保持存真的原则,尽量恢复所辑之书的原貌。不仅要将后世所改的讳字作回改处理,还要将后世回改的讳字一并复旧。以敦煌吐鲁番出土朱墨杂书本草写本与《新修本草》日本残卷以及《证类本草》等相较,可以发现因避讳改字与回改原文的现象十分复杂。试举"恒、世、治"三字为例说明。

1) "恒"字:历史上有西汉孝文皇帝、唐穆宗、宋真宗三位皇帝名恒,均有改"恒"字为"常"的现象。如 Ch.1036V 残卷载鼹鼠条"长鼻甚强,恒身(身,《证类本草》作'穿')耕地中行",罗振玉本《新修本草》残卷、《证类本草》并作"长鼻甚强,常穿耕地中行",辑佚时当据 Ch.1036V 作"恒"。

2) "世"及从"世"之字:唐人避"世"讳,改"世"为"代"或"俗",从"世"之字并改。如 Ch.1036V 文献载鹈屎条"世呼胡鹈为夏侯",罗振玉本《新修本草》残卷、《证类本草》并作"俗呼胡鹈为夏侯",尚志钧、王家葵辑本作"世",而森立之辑本仍同《新修本草》《证类本草》。又鼹鼠条"世中一名隐鼠",森立之辑本亦据《新修本草》《证类本草》作"俗中一名隐鼠",并不妥。又《新修本草》残卷 P.3714 载藜芦条"主蛊毒、欬逆、洩利……"其中"洩"字,《证类本草》同,森立之、尚志钧辑本《本草经集注》亦同。该字是《新修本草》讳"泄"字而改,非《本草经集注》原貌,当回改为"泄"字。王家葵本正作"泄"。

3)"治"字。前文已提及《新修本草》中对"治"字有两种处理办法：一是阙每药条下"主治××"中"治"字，作"主××"；二是每药条文内遇"治"字并改为"疗"。如 Ch.1036V 残卷中"主治"之"治"字并不阙，故在《本草经集注》辑佚时，当据 Ch.1036V 将每药条文下所阙"治"字补齐，条文内"疗"字亦当回改。这一点，王家葵辑本做得最好。

（3）佚文当存而待考：Ch.1036V 残卷豚卵条有"……外用田舍牡者，尖头不用，食宅店猪以田野……有效作药法，取腊月雪置空堽中，猪屎和之，埋……即气病者，绞汁服之二升即差。天下良验，百始……"等五十余字，不见于《证类本草》及其他传世文献中。森立之辑本未参考 Ch.1036V，不计；尚志钧辑本参考了 Ch.1036V，但不仅未将该段文字辑入，而且未作任何说明，这是十分不妥的。只有王家葵辑本中作了补充。该段文字目前虽仍不能考全，但残文亦弥足珍贵，当在辑佚时存而待考。

（4）具体辑佚内容举隅。

1）Ch.1036V 残卷鹅屎条"户有北向及尾羽色白者，皆数百岁鹅，食之延年"，其中"尾羽色白"，罗振玉本《新修本草》残卷及《证类本草》并作"尾倔色白"，森立之、尚志钧辑本亦作"尾倔"，义不洽，当据 Ch.1036V 改。王家葵辑本作"尾羽色白"。

2）Ch.1036V 文献鼹鼩鼠条，罗振玉本《新修本草》《证类本草》及森、尚两先生并作"鼹鼠"，似不妥。王家葵辑本作"鼹鼩鼠"。又该条下"一名鼢鼠"，罗振玉本《新修本草》残卷及《证类本草》同。尚志钧辑本作"一名鼹鼠"，未知何据，不妥。名既为"鼩鼹鼠"，别名又岂同乎？

3）衣鱼条，《证类本草》于"一名白鱼"下有"一名蟫"三字，"一名白鱼"刻作白字，是《神农本草经》内容，大谷 5467（1）R 残卷中应抄作朱书大字，而结合大谷 5467（1）R 残卷现存数字的位置，当无"一名蟫"三字。在《证类本草》中，"一名蟫"三字刻作大字，不可能是陶弘景的注文,故也不会抄作小字在写本内出现。这样一来,这三个字就既不是《神农本草经》原文,也不是《名医别录》中的内容,之所以在《证类本草》中出现,最有可能的应该是《新修本草》增加的内容。

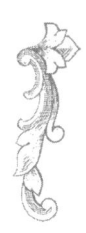

第五章
敦煌吐鲁番出土本草写本与七情表研究

第一节 七情表的编撰与演变

陶弘景在《本草经集注序》中云:"寻万物之性,皆有离合,虎啸风生,龙吟云起,磁石引针,虎魄拾芥,漆得蟹而散,麻得漆而涌,桂得葱而软,树得桂而枯,气爽有相关感,多如此类。其理不可得而思。至于诸药,尤能递为利害。先圣既明言其说,何可不详而避之。"又考虑到"今案方处治,恐不必卒能寻究本草",于是"更复抄出其事在此,览略看之,易可知验"。其抄出之内容,便是如今习称的药物"七情表"。

对于七情表的专门研究,主要有尚志钧发表于 1961 年的《〈神农本草经〉佚文考》、发表于 1985 年的《〈神农本草经〉七情考》和发表于 1996 年的《〈本草经〉"七情药例"考》等文章;还有张桐君《"七情表"对辑复〈神农本草经〉的意义》(1988);林娜、高晓山《七情表再校》(1990);马继兴《古本草序录"七情表"所载〈本经〉佚文考》(1992)和梁茂新、范颖《宋代以前〈本草经集注〉七情内容的传变》(2008)[1]

---

[1] 尚志钧:《〈神农本草经〉佚文考》,《哈尔滨中医》1961 年第 4 期,第 61-63 页;《〈神农本草经〉七情考》,《安徽中医学院学报》1985 年第 3 期,第 53-55 页;《〈本草经〉"七情药例"考》,《中医文献杂志》1996 年第 4 期,第 1-3 页;张桐君:《"七情表"对辑复〈神农本草经〉的意义》,《浙江中医杂志》1988 年第 12 期,第 328-330 页;林娜、高晓山:《七情表再校》,《中华医史杂志》1990(转下页)

等文章,著作则有王家葵、张瑞贤《神农本草经研究》(2001)第九章第四节中的探讨[1]。其他学者在辑佚或校注相关本草著作时也有所论及,但均不如以上文章探讨的集中。

一、七情表与七情旧注

"七情表"这个名称最先由尚志钧于1961年提出,已得到学界的广泛承认与使用,毋须再辨。但除了"七情表"外,还有其他几种称呼,这里需要一一说明。

(1) 陶弘景称为"相使"和"畏恶"。"相使"见于龙530残卷第642~第643行:"又《神农本经》相使,止各一种,兼以《药对》人参之,乃有两三,于事亦无嫌。""畏恶"见于龙530残卷第639~第640行:"又有乱误处,譬如海蛤之与鳝甲,畏恶正同。"又见于《证类本草》卷八"前胡"条下引陶弘景注曰:"《神农本草经》上品有柴胡而无此,晚来医乃用之,亦有畏恶,明畏恶非尽出《神农本草经》也。"

(2) 载于七情表文字之末的"有相制使"。龙530第710行作"右壹百卌壹种,有□□使,其余皆无",其中"有□□使"《大观本草》《政和本草》并作"有相制使",可据之补。

(3) "诸药制使"。孙星衍、黄奭辑佚《神农本草经》时作"诸药制使",王家葵、张瑞贤遵从之,当是自"有相制使"演变而来[2]。

(4) "金石草木虫兽"。此称见于日本大阪四天王寺出口常顺藏本草写本(残影330)中,该写本现存18行文字,前5行为某医学

(接上页) 年第4期,第244-246页;马继兴:《古本草序录"七情表"所载〈本经〉佚文考》,载《马继兴医学文集》,中医古籍出版社,2009,第608-615页;梁茂新、范颖:《宋代以前〈本草经集注〉七情内容的传变》,《中华中医药杂志》2008年第10期,第864-867页。

[1] 王家葵、张瑞贤:《〈神农本草经〉研究》,第299-305页。

[2] 王家葵、张瑞贤:《〈神农本草经〉研究》,第299页。

著作目录的残尾,第6行以下为药物七情的内容,第6行为标题,存"金石草木虫兽苐"七字,该行亦是正文首行,故推测其下所阙当是"一"字。

(5)"相须相使相畏相恶诸药"。见李时珍《本草纲目》卷二。

(6)"七情药"。见森立之辑《神农本草经》序。

(7)"七情药例"。见尚志钧1985年所著《〈神农本草经〉七情考》和1996所著《〈本草经〉"七情药例"考》。

(8)成都中医学院主编的《中药学》作"配伍禁忌"。尚志钧在《〈神农本草经〉七情考》一文中对以上诸称,除第一种和第三种外,均有所辨,他说:"有相制使、诸药制使含义确切,但不够通俗。至于配伍禁忌,虽较通用,但它原是西药调剂学中的一个术语。"[1]当时尚先生提出应该称之为"七情药例",但后来学者包括马继兴等均是承袭尚先生早先提出的"七情表"一称,无有承"七情药例"者。而且据尚先生自己也说:"七情药例虽能概括《神农本草经》七情内容,但此名称是历史余韵,今日已不用了,而且易与病因七情相混淆。"[2]所以不管是对药物七情的概括,还是通俗性和流传情况,在今天来说,"七情表"这个称呼应当是最合适的。

除此之外,还应注意马继兴提出的"七情旧注"的概念。

"七情旧注"与"七情表"的内涵其实不尽相同,如马先生称:"七情旧注是在《神农本草经》每种药物条下有关该药'七情'的一项记文,在传世古本草中这种记文大多以小注形式出现,其位置均在《神农本草经》或《名医别录》的大字原文之后,而在陶弘景氏小字注文之前。"又称:"陶弘景氏在为《本草经集注》作注时,由于当时见到《神农本草经》中的七情旧注均分别散见在药物条下,为了

---

[1] 尚志钧:《本草人生——尚志钧本草论文集》,中国中医药出版社,2010,第64页脚注①。

[2] 尚志钧:《本草人生——尚志钧本草论文集》,第64页脚注①。

使用时的检索方便,故将《神农本草经》各药的七情旧注单独录出集中编录于序录中,这就是后代学者所称的'七情表'。"[1]陶氏注《神农本草经》而成《本草经集注》,马先生此处所说"陶弘景氏在为《本草经集注》作注时"一语,当是指《本草经集注》中的陶弘景注语。根据马先生的观点,"七情旧注"是《神农本草经》每药条下原有的内容,陶弘景为了便于检索使用辑录出来,列于一编,是为七情表。这和龙 530 中所载"今案方处治,恐不必卒能寻究本草,更复抄出其事在此,览略看之,易可知验"是一致的,所以可以认为马先生此语是正确的。

既往学者对七情表的探讨已多,此处不嫌赘冗地对七情表的来龙去脉再作深入考究,一是为了厘清源流,以区分七情表与七情旧注的不同,为后文的研究作铺垫;二也是嫌既往诸家的探讨尚有不足,此处就某些方面如七情表的古传本数量等稍作补充。

二、七情表由陶弘景编撰而成

学者如尚志钧、王家葵等考证《神农本草经》是有七情表的,因后世传抄时,在七情表上脱漏了"本经"的标记,所以后世就不知道《神农本草经》药物七情的内容了。尚先生的证据之一是《证类本草·序例上》中"药有阴阳配合……有单行者,有相须者,有相使者,有相畏者,有相恶者,有相反者,有相杀者。凡此七情,合和视之"一段刻作白字。其下掌禹锡等谨案《蜀本》注曰:"凡三百六十五种,有单行者七十一种,相须者十二种,相使者九十种,相畏者七十八种,相恶者六十种,相反者十八种,相杀者三十六种。凡此七情,合和视之。"

证据之二是上引《证类本草》卷八"前胡"条陶弘景注云:"亦有畏恶,明畏恶非尽出《神农本草经》也。"以及"防己"条下、"栝楼"条下陶弘景的注文,都证明《神农本草经》药物有畏恶七情资料。

---

[1] 马继兴:《马继兴医学文集》,第 609 页。

证据之三是龙530所载七情药例（即七情表）是陶弘景辑录《神农本草经》畏恶七情资料汇编而成[1]。

但这些证据都只能证明《神农本草经》中有药物七情的记载,这些记载位于每药条下,至今仍保留在敦煌吐鲁番出土和日本所存《新修本草》残卷以及《证类本草》等著作中,并不能就此证明《神农本草经》中有七情表。所以尚先生、王家葵等分上中下三品所辑佚的《神农本草经》药物七情表,对于辑佚《神农本草经》来说,实是考证未详的衍文。

马继兴将《神农本草经》每药条下畏恶七情的资料称为"七情旧注",与陶弘景所著七情表分开,并指出七情表是陶弘景辑录七情旧注而成,目的是为了检索方便。通过上文所引《本草经集注》序录相关文字,足可证明马先生这一观点是正确的,并可由此得知,七情表是陶弘景首次辑录编撰而成。

但马先生文中又对七情旧注是否是《神农本草经》原书的内容提出了怀疑,其主要依据是"从传世古本草的体例来看,《神农本草经》与《名医别录》文均为大字,独七情记文为其小注。亦表明七情记文的时代应在《名医别录》之后,特别是在《神农本草经》的古传本中七情旧注,不仅见于《神农本草经》药物项下,也见于《名医别录》药物项下"[2]云云。但在《神农本草经》序中已有专门论及七情的文字,陶弘景亦有"又《神农本经》相使止各一种"等语,足证《神农本草经》中应当有七情旧注,写作大字还是小字目前仍无法确知。至于《名医别录》中亦有七情旧注,则可能是《神农本草经》以后注家所增,陶弘景亦称"兼以《药对》人参之,乃有两三",可见《药对》对《神农本草经》每药下七情旧注的增添就有不少。

---

[1] 尚志钧:《〈本草经〉"七情药例"考》,《中医文献杂志》1996年第4期,第1-3页。

[2] 马继兴:《马继兴医学文集》,第608页。

陶弘景编撰七情表时,除辑录《神农本草经》中七情旧注外,也参考了《桐君采药录》《药对》以及《神农本草经》以后各家注文中增添的很多内容。具体来说,其材料来源有以下三个方面。

1. 陶弘景编撰七情表的主要来源是《神农本草经》中的七情旧注　以龙530为例,龙530所载七情表有所残损(第691~第699行),所残内容涉及草下和石上的药物条文。据《医心方》相关内容,并考虑文字排列的位置,可知条文内容全阙的有茋草、阿胶两条,缺部分内容的有地榆、五茄、藋菌、雷丸、狼牙、梨芦、白敛、白及、蔄廉、蓴草、溲疏、龙骨、牛黄、白胶十四条。据《医心方》补充完整后,龙530所载七情表有药物条文共计200条。尚志钧和马继兴均已统计出龙530所载七情表涉及的200种药物中,有184种属于《神农本草经》,占据全部药物的92%。

2. 陶弘景编撰七情表时大量吸收了《神农本草经》以后新增的七情旧注　包括两个方面:一是《神农本草经》以后注家新增药物的畏恶七情,如龙530载"前胡,半夏为之使,恶皂荚,畏梨芦"一条,《证类本草》卷八"前胡"条下陶弘景注曰:"《神农本草经》上品有柴胡而无此,晚来医乃用之,亦有畏恶,明畏恶非尽出《神农本草经》也。"如此,则现存七情表的条文中,《神农本草经》以外药物的畏恶七情,似均可视作是陶弘景从《神农本草经》以后新增的七情旧注中吸收而来。如"马刀,得水良"一条,《证类本草》卷二十二"马刀"条下有"又云得水良"五字,作黑字大字,是《神农本草经》以后注家的注文,陶弘景将其辑录入七情表中。

二是《神农本草经》以后对七情旧注新增的内容,如据前举陶弘景所云"又《神农本经》相使止各一种,兼以《药对》人参之,乃有两三,于事亦无嫌",即可知《神农本草经》七情旧注中,每药条下相使的药物只有一种,现存七情表中,凡相使的药物有两种的,其多出的一种即是来自《药对》等书。根据龙530所载七情表,其中相使的药物有两种或以上的共18条,列表如表5-1。

表 5-1 七情表中相使药物有两种及以上者情况

分类	药物	相使药物	分类	药物	相使药物
草上	柏子	牡厉(蛎)、桂、瓜子	草上	庵芦	荆子、薏苡
草上	天门冬	恒衣、地黄	草上	菟丝子	署预(薯蓣)、松脂
草上	麦门冬	地黄、车前	草中	黄芩	山茱萸、龙骨
草上	术	防风、地榆	草中	黄连	黄芩、龙骨、理石
草上	昌(菖)蒲	秦胶、秦皮	草中	贝母	厚朴、白薇
草上	菊花	术、枸杞根、桑根白皮	草中	桑根白皮	续断、桂、麻子
草上	甘草	术、干漆、苦参	草中	瞿麦	蘘草、牡丹
草上	络石	杜仲、牡丹	草下	雷丸	荔实、厚朴
草上	细辛	曾青、桑根白皮	虫中	伏翼	苋实、云实

3. 陶弘景在辑录七情表时改正了部分文字 陶弘景称:"而《神农本草经》有直云茱萸、门冬者,无以辨其山、吴、天、麦之异,咸宜各题其条。"经尚志钧统计,龙 530 所载七情表中,除秦皮和石龙芮两条"畏茱萸"外,其余山茱萸、吴茱萸、天门冬、麦门冬均是分别写的,由此可知,陶弘景在辑录《神农本草经》七情旧注为七情表时,曾作了部分文字上的改正。

三、现存七情表古传本

自陶弘景辑录七情旧注为七情表,附于《本草经集注》序录中,后世沿袭,至今仍保存较为完整的,马继兴认为有六种古传本,即龙530、《千金方》《医心方》《证类本草》,其中《千金方》又分为《真本千金方》《新雕孙真人千金方》《备急千金要方》三种传本[1]。马先生

---

[1] 马继兴:《马继兴医学文集》,第 610-611 页。

介绍的这六种古传本中,龙 530 为敦煌文献,其余均为传世文献。在敦煌文献中,近年学界又发现载有七情表内容、收藏于日本大阪四天王寺常顺旧藏的残影 330,虽只是残片,但抄写年代较早,对于七情表的辑佚和校勘具有较高价值,亦不失为重要的古传本。其第 7~第 18 行为七情表内容,载有"石上""石中""下"三个小标题,涉及石部和草部的玉屑、玉泉、滑石、黄石脂、白石脂、钟乳、凝水石、石膏、青琅玕、礜石、大盐、柏子、术、女萎、干地黄、泽泻 16 种药物的畏恶七情内容。

另外,由于《证类本草》的传本《大观本草》与《政和本草》所保存七情表内容基本相同,所以马先生未作区分。如果区分开来,加上残影 330,则七情表应有八个古传本。

在马继兴介绍的六种七情表古传本中,通过具体比较药物总数等,马先生还进一步认为可分为甲、乙两个系统,龙 530、《真本千金方》《医心方》三种为甲系统,其余为乙系统。马先生的意见是值得借鉴的,根据马先生的分类,残影 330 在内容上与龙 530 相似,是出自同一系统,亦当归入甲系统。今在马先生的基础上,经进一步考察,亦可发现属于甲系统的传本,是后人在直接继承陶弘景所撰七情表的基础上,对部分内容进行增删和改正而成。增删和改正的内容具体又有所不同。而属于乙系统的传本,除内容上的增删和改正外,最大的不同在于对药物的分类和条文顺序进行了新的调整。即改石部为玉石部、分草部为草药部和木药部、分虫部为兽部和虫鱼部,每部的药物排列顺序也作了调整。详见下文论证。

四、龙 530 七情表不是《本草经集注》原貌

上述七情表两个系统的传本中,属于甲系统的传本未经重新分类调整,似乎更接近陶弘景所撰七情表,但经过研究后可以发现,这些七情表的传本都已较陶弘景所撰七情表原貌有所增删和改正。试以龙 530 所载七情表为例证明。

其实马继兴已经在文章中对龙530所载七情表并非陶弘景辑录的原貌持肯定观点,马先生的证据是龙530所载七情表文末载"右壹百卌壹种"语,而七情表中的药物实有200种,较此语多出59种,马先生认为可能是在"反复传抄过程中后人已经有所增补"。马先生又说:"该残卷是唐代民间相互传抄的一种俗写本,和正式版刻或官方正式颁行的善本有异,其抄录文字内容很难严格。同时此写本的时代距离陶弘景所撰原稿的公元500年,至少已有百年以上,其中舛讹变易之处还是相当多的。"[1]马先生此处提到"正式版刻或官方正式颁行的善本"一语,就唐代而言,《新修本草》编成后,很快就取代《本草经集注》成为通行的本草书。《新修本草》编成前,官方是否颁行过《本草经集注》的"善本",目前尚不可知。此姑且不论。本书第一章中已就龙530的抄写者尉迟卢麟有所考察,认为他可能是于阗人。尉迟卢麟在长安的身份尚不可知,不过他的汉语水平似是不太高的,以龙530七情表部分而言,其抄写字体就十分不佳,且错误百出。马先生认定是属于"俗写本",也无可厚非。俗写之本,自然无法完全保留《本草经集注》的原貌。且龙530抄写于开元六年(718),较《本草经集注》的编成已过去数百年,文本有所讹变也是很正常的事。

另外,除马先生已提示的证据外,龙530残卷中还可找出其他三条证据,证明所载七情表并非陶弘景辑录原貌。

一是《证类本草》卷六"独活"条下"豚实为之使",陶弘景注:"药名无豚实,恐是蠡实。"而龙530所载七情表独活条下正作"蠡实"。当然这也有可能是陶弘景在将《神农本草经》七情旧注辑录成七情表时进行的校改。上文引陶氏序中称:"《神农本草经》有直云茱萸、门冬者,无以辨其山、吴、天、麦之异,或宜各题其条。"今龙530所载七情表中,除秦皮、石龙芮条外,其余山茱萸、吴茱萸、天门冬和麦门冬都

---

[1] 马继兴:《马继兴医学文集》,第610页。

是分开写的,已辨知陶氏确实作了部分改动。

二是《证类本草》卷六"远志"条下"畏真珠、藜芦、蜚蠊、齐蛤",陶弘景注:"按药名无齐蛤,恐是百合。"而龙530远志条下"齐蛤"作"蛴螬"。如果上一条证据还可以认为是陶弘景的校改,这一条却只能是陶弘景以外的人所为了。因为据陶氏意见,校改的话也必然是改作百合,而不能是蛴螬。

三是龙530"支子,解踯躅毒"条,《新修本草》残卷作"解玉支毒",《证类本草》卷十三"栀子"条下,引陶弘景有"解玉支毒",又有"玉支,即羊踯躅也"等文。知陶氏原文当作"支子,解玉支毒",今作"解踯躅毒",非陶氏原貌。

以上可以证明龙530所载七情表已非陶弘景辑录的原貌,文字内容在传抄过程中有所变易。但是否有条文的增删,单凭"右一百卅壹种"一条证据仍很难确定。按照马继兴的说法,陶弘景辑录的七情表只记载了141种药物,今龙530所载七情表中多出的59种药物为后人所增。但龙530所载七情表的200条条文中,《神农本草经》药物有183条,七情表是陶弘景据《神农本草经》每药条下七情旧注辑录而成,不可能有漏而未辑的情况。除非陶氏当时看到《神农本草经》中的七情旧注只有141条。

还有一种可能是"右一百卅壹种"为误写。虽然这一记载也同时出现在其他传本的七情表文末,如《真本千金方》《新雕孙真人千金方》等,但从内容来看,两者与龙530当来自同一源流,不足为证。

五、七情表的演变

通过上文可知,七情表自陶弘景编成后,在后世的传抄流传过程中,就一直不断地发生着变化,但这些变化都只是小规模的。到了唐初,七情表才发生了大规模的变化,包括药物分类的调整、药物顺序的调整、新增与改动条文、删除条文等。此类变化到宋代所修的《证类本草》系列著作中仍继续进行着,在上述七情表乙系统的《新雕孙真人千金方》《备急千金要方》《大观本草》《政和本草》四个古传本中留下了不可磨灭的痕迹,成为今天考察七情表演变情况的主要材料来源。

1. **药物分类的调整**　甲系统七情表药物的分类包括石部（上中下）、草部（上中下）、虫部（上中下）、果部（上中下）、菜部（上中下）、米食部（或米部）（上中下）共六部,乙系统的分类则在甲系统的基础上改石部为玉石部、分草部为草药部和木药部、分虫部为兽部和虫鱼部。

除此,具体一些药物的分类也发生了调整,如水银,在属于甲系统的四种古传本中,并归入石上部;而在属于乙系统的四种古传本中,则并归入玉石中部。再如钟乳,在属于甲系统的四种古传本中,并归入石中部;而在属于乙系统的四种古传本中,则并归入玉石上部等。

这种分类的调整,最早应发生于唐代《新修本草》时,据现存《新修本草》日本所存残卷的分类即可得知。

2. **药物顺序的调整**　日本学者渡边幸三曾结合《新修本草》《证类本草》药物排列顺序上的变化,联系龙530以及《千金翼方》《医心方》中所载的药物七情表,发现《本草经集注》的药物分类和七情表是一致的[1]。这样一来,七情表的药物顺序便对《本草经集注》《新修本草》等本草古籍的辑佚有着重要的价值。但由于传抄的关系,即使是属于甲系统的四种七情表古传本,其相互之间的药物顺序也时有不同。属于乙系统的四种七情表古传本,相较于甲系统,其药物顺序发生的变化就更多了。今以石上部为例,列表如表5-2,可见一斑。

---

[1]　渡边幸三:《中央亚细亚出土的本草集注残简文献学的研究》,原载日本《东洋医学会志》第五卷第四号,1955年3月;储天任节译,发表于《上海中医药杂志》1957年11月号,第40-42页。

表 5-2 不同传本七情表石上部药物顺序比较

分类	甲系统				乙系统			
	龙 530	残影 330	《真本》	《医心方》	《新雕》	《备急》	《政和》	《大观》
石上	玉屑	玉屑	玉泉	玉泉	玉泉	玉泉	玉泉	玉泉
	玉泉	玉泉	玉屑	玉屑	玉屑	玉屑	玉屑	玉屑
	丹沙		丹砂	丹沙	丹砂	丹砂	丹砂	丹砂
	水银		水银	水银	曾青	曾青	曾青	曾青
	曾青		曾青	曾青	石胆	石胆	石胆	石胆
	石胆		石胆	石胆	—	钟乳	钟乳	钟乳
	云母		云母	云母	云母	云母	云母	云母
	朴消		朴消	消石	—	朴消	消石	消石
	消石		消石	朴消	消石	消石	朴消	朴消
	矾石		芒消	芒消	芒消	芒消	芒消	芒消
	芒消		矾石	矾石	白矾	白矾	矾石	矾石
	滑石	滑石	滑石	滑石	滑石	滑石	滑石	滑石
	紫石英		紫石	紫石英	紫石英	紫石英	紫石英	紫石英
	赤石脂		白石英	白石英	白石英	白石英	白石英	白石英
	白石英		赤石脂	赤石脂	赤石脂	赤石脂	赤石脂	赤石脂
	黄石脂	黄石脂	黄石脂	黄石脂	黄石脂	黄石脂	黄石脂	黄石脂
	太一禹余粮	白石脂	白石脂	太一禹余粮	白石脂	白石脂	白石脂	白石脂
	白石脂		太一禹余粮	白石脂	太一禹余粮	太一禹余粮	太一禹余粮	太一禹余粮

3. 新增与改动条文　在属于乙系统的四种七情表古传本中，《新雕孙真人千金方》《备急千金要方》没有出现新增和改动条文的情况，《大观本草》《政和本草》出现新增和改动条文的情况则较多，但新增和改动之处均非原创。如《大观本草》《政和本草》七情表中新增和改动条文前均冠以"臣禹锡等谨案"字样，根据这些字样，可以得知《大观本草》《政和本草》新增和改动之处都是有本所据的。其所据著作有《药对》《药性论》《唐本》、陈藏器、《日华子》《蜀本》、萧炳、《详定本》等，"唐本"一般认为即是《新修本草》[1]。据《新修本草》新增条文内容的有防风、芎䓖、石韦、紫菀、牡丹、大戟、蜀椒、马刀等条。

但《大观本草》《政和本草》所据内容并不完全见于现存《新修本草》残卷，如《政和本草》卷十"大戟"条："臣禹锡等谨案《唐本》云，畏昌蒲、芦草、鼠屎。"《新修本草》"大戟"一药相关条文见于敦煌 P.3714《新修本草》卷十残卷，其中并无"畏昌蒲、芦草、鼠屎"等内容。再如《政和本草》卷十四"蜀椒"条："臣禹锡等谨案《唐本》云，畏橐吾、附子、防风。"蜀椒一药相关条文见于《新修本草》日本仁和寺抄本残卷卷十四，云："杏人为之使，畏橐吾。""橐吾"后无"附子防风"四字。所以只有一种可能，即《大观本草》《政和本草》所据并非《新修本草》正文，而是《新修本草》所载七情表[2]。由于《新修本草》卷一仅存残卷，无法进行比对，但由此也可知道新增和改动条文的情况，在《新修本草》七情表中就已经出现了。

4. 删除条文　上文可知，《新修本草》时七情表发生的变化比较大，不仅调整了药物分类及顺序，还新增和改动了部分内容，以此推

---

[1] 据尚志钧考证，《政和本草》中所称的《唐本》是指《蜀本草》而言，而非指《新修本草》。虞舜考察《嘉祐本草》中增引的《唐本》，也是来源于《蜀本草》，并言"掌禹锡等人并未见过《新修本草》原书"（参虞舜：《〈嘉祐本草〉增引的"唐本"考察》，《中华医史杂志》2004年第1期）。由于此说仍存在争议，暂不取。

[2] 另外，如前脚注中引尚志钧、虞舜观点，也很有可能《大观本草》《政和本草》所据《唐本》，并非《新修本草》，而是《蜀本草》。

测,可能还删除了部分条文。如见于龙530七情表中的"井水蓝,煞巴豆、治葛诸毒"条,不见于七情表其他古传本,很可能就是在《新修本草》时被删除。删除的理由是因为"井水蓝"一药已经不再为临床使用,不必再收载于本草著作中。

除"井水蓝"一条外,"弋共、蕈草、占斯"三条在《大观本草》《政和本草》中载于卷三十的"唐本退二十种"中,其畏恶情况不见于《证类本草》所载七情表,可知是被删除的内容。但此三条既是"唐本"所退的药物,其畏恶情况应该在"唐本"中就已经被删除了。且在《新修本草》日本所存残卷中,该三味药物已被列入卷二十"有名无用"中,很有可能该三味药物的畏恶七情内容也已经从七情表中删除了。

除了条文的删除,文字上的省简亦是七情表发生演变的现象之一,如相使的药物,属于甲系统的四种传本均称"××为之使",而至《新雕孙真人千金方》《备急千金要方》《大观本草》《政和本草》中则省去"之"字,仅称"××为使"了。

自陶弘景"辑录"七情表,至上述八种古传本中年代最晚的《政和本草》,已有数百年时间。数百年间,几经抄写,其演变的情况是十分复杂的。上文所梳理出的四种演变情况仅是表现较为明显,且证据充足的,其他如药物名称的变迁,文字的脱讹衍倒等,不一而足。

第二节　七情旧注与七情表的关系研究

从上一节的探讨中可以看出,七情表是辑录七情旧注而成,最初二者在内容上其实是一致的,文字应无差别。之所以要作如此申明,是因为在以往的研究中,学者对药物"七情"的研究,往往专注于传世文献中的七情表,而忽略了仍散在于每药条下的七情旧注。七情表在流传过程中,由于递经传抄,文字歧出,药物分类也数经调整,早已非陶弘景原著旧貌。而流传各本之间相互差异,在没有更多证据的情况下,亦是无从校勘,所以至今也未能有七情表的校定本出现。而七情表原是来自七情旧注,七情旧注可谓是七情表校勘的"更多证据",必然对于恢复七情表的原貌有着重要的意义。

一、现存时代较早的七情旧注

现存本草文献中仍存有七情旧注内容的著作很多,但宋以后的文献由于年代较晚,内容多有扩充和修订,于校勘来说价值不大,故不作为研究范围。宋及宋以前的文献,以《新修本草》和《大观本草》《政和本草》为代表,《新修本草》现存日本所存残卷和敦煌吐鲁番出土写本残卷,日本所存主要有仁和寺本(存卷四、卷五、卷十二、卷十五、卷十七、卷十九共六卷)、簠喜庐本(存卷三、卷四、卷五、卷十二、卷十三、卷十四、卷十五、卷十七、卷十八、卷十九、卷二十共十一卷)和罗振玉本(存卷四、卷五、卷十二、卷十三、卷十四、卷十五、卷十七、卷十八、卷十九、卷二十共十卷)等,其中仁和寺本是其他两个本子的底本,簠喜庐本较其他两本多出一卷,即卷三,是小岛宝素仿仁和寺本辑佚而成,由其子小岛尚真于1849年抄录。簠喜庐本虽内容较多,但与仁和寺本相比,文字讹误之处较多,不如罗振玉本为善。敦煌《新修本草》残卷中,以P.3714中保存七情旧注的内容较多,其他如P.3822中亦见有一条。

今将现存《新修本草》各残卷中所存的七情旧注辑录出来,共存97条。附录于下。

玉石上部

玉泉,畏欵(款)冬花。

玉屑,恶鹿角。

丹沙,恶慈[磁]石,畏醎[咸]水。

曾青,畏兔丝子。

石胆,水英为之使,畏牡桂、菌桂、芫花、辛夷、白薇。

云母,泽泻为之使,畏鳝甲及流水。

石钟乳,蛇床为之使,恶牡丹、玄石、牡蒙,畏紫石英、蘘草。
朴消,畏麦句姜。
消石,火为之使,恶苦参、苦菜,畏女菀。
芒消,石韦为之使,恶麦句姜。
礬石,甘草为之使,恶牡蛎。
滑石,石韦为之使,恶曾青。
紫石英,长石为之使,畏扁青、附子,不欲鳝甲、黄连、麦句姜。
白石英,恶马目毒公。
赤石脂,恶大黄,畏芫花。
黄石脂,曾青为之使,恶细辛,畏蜚蠊。
白石脂,燕屎为之使,恶松脂,畏黄芩。
太一余粮,杜仲为之使,畏贝母、昌[菖]蒲、铁落。

玉石中部

水银,畏慈[磁]石。
殷孽,恶木防己。
孔公孽,木兰为之使,恶细辛。
阳起石,桑螵蛸为之使,恶泽写[泻]、兰桂、雪丸、蛇蜕皮,畏菟熊子。
凝水石,鲜[解]巴豆毒,畏地榆。
石膏,鸡子为之使,恶莽草、毒公。
慈[磁]石,茈胡为之使,煞铁毒。恶牡丹、莽草,畏黄石脂。
玄石,恶松脂、栢[柏]子、菌桂。
理石,消石为之使,畏麻黄。

玉石下部

青琅玕,煞锡毒。得水银良,畏鸡骨。
礜石,得火良,枣针之使,恶毒公、惊矢、虎掌、细辛,畏水也。
特生礜石,火练之良,畏水。
方解石,恶巴豆。

代赭,畏天雄。

大盐,扁[漏]芦为之使。按,饕喜庐本"盐"作"监"。

草药上部(阙)

草药中部(阙)

草药下部

甘遂,瓜蒂为之使,恶远志,反甘草。

亭历[葶苈],得酒良,榆皮为之使,恶疆[僵]蚕、石芮。

芫华,决明为之使,反甘草。

泽柒,小豆为之使,恶署预[薯蓣]。

大戟,反甘草。

钓吻,半夏为之使,恶黄芩。

藜芦,黄连为之使,反细辛、勺[芍]药、五参,恶大黄。

乌头,莽草为之使,反半夏、栝、贝母、白敛[蔹]、白芨,恶梨。

天雄(雄),远志为之使,恶腐婢。

附子,地胆为之使,恶吴公,畏防风、黑豆、甘草、黄耆、人参、乌韭。

贯众,藋菌为之使。

半夏,射干为之使,恶皂荚,畏雄(雄)黄、生、干姜、秦皮、龟甲,反乌头。

虎掌,蜀柒为之使,恶莽草。

蜀柒叶,栝楼为之使,恶贯众。

恒山,畏玉札。

牙子,芫荑为之使,恶地榆、枣肌。

木药上部

伏[茯]苓、伏[茯]神,马闲为之使,恶白敛[蔹],畏牡蒙、地榆、雄(雄)黄、秦胶[艽]、龟甲。按,饕喜庐本"闲"作"间","碓"作"雄"。

柏实,牡厉[蛎]、桂、瓞子之使,恶菊华、羊蹄、诸石及麹。按,饕喜庐本"厉"作"蛎"。

杜仲,畏蛇蜕皮、玄参。

干漆,半夏为之使,畏鸡子。

蔓荆实,恶乌头、石膏。

牡荆实,防风为之使,恶石膏。

五茄,远志为之使,畏蛇蜕皮、玄参。

蘗木,恶干柒。

辛夷,芎藭为之使,恶五石脂,畏昌[菖]蒲、黄连、石膏、黄环。

酸枣,恶防己。

槐实,景天为之使。

木药中部

厚朴,干姜为之使,恶泽写[泻]、寒水石、消石。

山茱萸,蓼实为之使,恶桔梗、防风、防己。按,饕喜庐本"蓼"作"蔡"。

吴茱萸,蓼实为之使,恶丹参、消石、白恶,畏紫石英。按,饕喜庐本"蓼"作"蔡"。

秦皮,大戟为之使,恶茱萸。

枝[栀]子,鲜[解]玉支毒。

秦椒,恶栝楼、房葵,畏雌黄。

桑根白皮,续断、桂心、麻子为之使。

木药下部

黄环,鸢尾为之使,恶伏[茯]苓。

石南草,五茄(加)为之使。

巴豆,芫花为之使,恶蘘草,畏大黄、黄连、梨芦。

蜀椒,杏人为之使,畏橐吾。

栾华,决明为之使。

雷丸,荔实、厚朴为之使,恶葛根。

溲疏,扁芦为之使。

皂荚,栢[柏]实为之使,恶麦门冬,畏空青、人参。

兽上部

龙骨,得人参、牛黄良,畏石膏。

龙角,畏干柒、蜀椒、理石。

牛黄,人参为之使,恶龙骨、地黄、龙胆、蜚廉,畏牛膝。

白胶,得火良,恶牛黄。

阿胶,恶大黄,□火良。

兽中部

犀角,松脂为之使,恶雚菌、雷丸。

羖羊角,菟丝为之使。

鹿茸,麻勃为之使。

鹿角,杜仲为之使。

兽下部

麋脂,畏大黄。

虫鱼上部(阙)

虫鱼中部(阙)

虫鱼下部(阙)

果上部

大枣,煞乌头毒。

果下部

杏核,得火良,恶黄耆、黄芩、葛根,觧(解)锡毒,畏蘘草。按,饕喜庐本"黄者"作"黄耆"。

菜上部

冬葵子,黄芩为之使。按,饕喜庐本"为之使"后有"也"字。

葵根,觧(解)蜀椒毒。按,此四字原作大字。

菜中部

荵实,觧(解)藜芦毒。按,此四字原作大字,P.3822同。

米上部

麻蕡、麻子,畏牡厉[蛎]、白薇,恶伏[茯]苓。

米中部

大豆黄卷,恶五参、龙胆,得前胡、乌喙、杏人、牡厉(蛎)良。

大麦,食蜜为之使。

豉,煞六畜胎子毒。按,此六字原作大字。

有名无用

弋共,畏玉札、蜚蠊。

蕈草,樊石为之使。

占斯,解狼毒毒。

不仅《新修本草》,《大观本草》《政和本草》中的七情旧注也保存于每药条文内,与两书前的七情表分别流传,互不影响。对于七情表的校勘来说,也有较大价值。由于《大观本草》和《政和本草》都属《证类本草》传本系统,文字内容无特别大的差别,今仅将《政和本草》中的七情旧注辑录出来,以作为校勘七情表的材料,并与七情表作对比研究。

详见表5-3:

表5-3 《政和本草》七情表与七情旧注异文对比

药 名	七 情 表	七情旧注	页码[1]	备注
玉石上部					
矾石	畏牡蛎	恶牡蛎	84页	
白石脂	燕粪	燕屎	94页	
太一余粮	畏铁落、昌[菖]蒲、贝母	畏贝母、昌[菖]蒲、铁落	91页	
玉石中部					
阳起石	畏菟丝子	畏菟丝	113页	

---

[1] 此处页码是指影印本蒙古定宗四年(1249)刻本《重修政和经史证类备用本草》(人民卫生出版社,1957)每七情旧注所在页码。

续 表

药 名	七 情 表	七情旧注	页码	备注
石膏	毒公	马目毒公	108 页	
凝水石	畏地榆,解巴豆毒	解巴豆毒,畏地榆	112 页	
磁石	柴胡为使,畏黄石脂、恶牡丹、莽草	柴胡为之使,杀铁毒、恶牡丹、莽草,畏黄石脂	111 页	
玄石	恶松脂、柏子人、菌桂	恶松脂、柏实、菌桂	112 页	
理石	畏麻黄	恶麻黄	116 页	
玉石下部				
礜石	恶虎掌、毒公、鹜屎、细辛,畏水	恶马目毒公、鹜屎、虎掌、细辛,畏水	124 页	
青琅玕	杀锡毒	杀锡毒	132 页	此三字位于"得水银良"之前
特生礜石	得火良	火炼之良	134 页	
草药上部				
女萎萎蕤	女萎、萎蕤	女萎、萎蕤	155 页	"萎蕤"二字,《政和》刻作黑字,当是陶弘景新增,非《神农本草经》文
昌蒲	秦艽、秦皮为使	秦皮、秦艽为之使	143 页	
远志	畏真珠、蜚蠊、藜芦、齐蛤	畏真珠、藜芦、蜚蠊、齐蛤	163 页	
石斛	畏白殭[僵]蚕	畏殭[僵]蚕	165 页	
甘草	反甘遂、大戟、芫花、海藻	反大戟、芫花、甘遂、海藻四物	148 页	
牛膝	恶萤火、龟甲、陆英	恶萤火、陆英、龟甲	153 页	

续表

药名	七情表	七情旧注	页码	备注
独活	蠡实为使	豚实为之使	157 页	
细辛	畏滑石、消石	畏消石、滑石	164 页	
庵䕡子	荆子、薏苡人为使	荆实、薏苡为之使	167 页	
蒺藜子	得荆子、细辛良	得荆实、细辛良	167 页	
龙胆	恶防葵、地黄	恶防葵、地黄、牛膝	163 页	
防风	杀附子毒	杀附子毒	179 页	位置在"恶干姜"上
络石	畏昌[菖]蒲、贝母	畏贝母、菖蒲	176 页	
黄连	白鲜皮	白鲜	175 页	

草药中部

药名	七情表	七情旧注	页码	备注
芍药	恶石斛、芒消，畏消石、鳖甲、小蓟，反藜芦	无	201 页	据其下"臣禹锡等谨案"可知见于"别本"
干姜	恶黄连、黄芩、天鼠屎，杀半夏、莨菪毒	杀半夏、莨菪毒，恶黄连、黄芩、天鼠粪	194 页	
苦参	菟丝子	菟丝	198 页	
石龙芮	蛇蜕	蛇蜕皮	208 页	
草薢	畏葵根、大黄、柴胡、牡蛎、前胡	畏葵根、大黄、柴胡、牡蛎	213 页	
石韦	滑石、杏人为使，得昌(菖)蒲良	无	212 页	"杏人为使，得昌蒲良"八字。据其下"臣禹锡等谨案"可知见于"蜀本"，作"络石、杏人为之使，得昌蒲良"，或是宋人据《蜀本》新增

续 表

药　名	七　情　表	七情旧注	页码	备注
紫苑	畏茵陈	畏茵陈蒿	209页	
白鲜皮	白鲜皮	白鲜	210页	
白薇	恶黄耆、大黄、大戟、干姜、干漆、大枣、山茱萸	恶黄耆、大黄、大戟、干姜、干漆、山茱萸、大枣	213页	
款冬花	黄芩、黄连、黄耆	黄耆、黄芩、黄连	226页	
防己	恶细辛,畏草薢,杀雄黄毒	杀雄黄毒,恶细辛,畏草薢	223页	
草药下部				
大黄	黄芩为使	黄芩为之使,无所畏	247页	
桔梗	畏白及、龙胆、龙眼	畏白及、龙眼、龙胆	249页	
葶苈	得酒良	无	248页	
附子	畏防风、甘草、黄耆、人参、乌韭、大豆	畏防风、黑豆、甘草、黄耆、人参、乌韭	242页	
虎掌	畏莽草	恶莽草	246页	
狼牙	狼牙	牙子	258页	
	恶枣肌、地榆	恶地榆、枣肌	258页	
常山	畏玉扎	为玉札	253页	
白及	李核人、杏人	畏李核、杏人	256页	
鬼臼	畏垣衣	畏恒衣	272页	
木药上部				
杜仲	恶蛇蜕、玄参	恶蛇蜕皮、玄参	305页	
柏实	牡蛎、桂心、瓜子为使,畏鞠花、羊蹄、诸石、面、曲	牡蛎及桂、瓜子为之使,畏菊花、羊蹄、诸石及面、曲	295页	
蔓荆子	蔓荆子	蔓荆实	303页	

续表

药　名	七　情　表	七情旧注	页码	备注
酸枣人	酸枣人	酸枣	298页	
槐子	槐子	槐实	292页	
木药中部				
秦皮	恶茱萸	恶吴茱萸	325页	
栀子	解踯躅毒	无	320页	下引陶隐居注中有"解玉支毒",又有"玉支,即羊踯躅也"
木药下部				
巴豆	杀斑猫毒	无	339页	下引《药性论》中有"杀斑猫蛇虺毒"语,或是宋人据《药性论》新增
兽上部				
阿胶	得火良,畏大黄	畏大黄,得火良	372页	
兽中部				
羖羊角	菟丝子为使	菟丝为之使	379页	
虫鱼中部				
蜥蜴	蜥蜴	石龙子	432页	
鮀鱼甲	畏狗胆、甘遂、芫花	畏狗胆、芫花、甘遂	431页	
乌贼鱼骨	恶白敛、白及	恶白敛、白及、附子	428页	
虫鱼下部				
马刀	得水良		441页	"又云得水良"五字刻作黑字大字

续表

药　名	七　情　表	七情旧注	页码	备注
果下部				
杏人	杏人	杏核人	473页	
	恶黄耆、黄芩、葛根，解锡、胡粉毒	恶黄芩、黄耆、葛根，解锡毒	474页	
菜中部				
葱实	解藜芦毒	解藜芦毒	510页	此四字刻作黑字大字
米中部				
大豆及黄卷	大豆及黄卷	大豆黄卷	486页	
	杀乌头毒	无	486页	附生大豆条下
豉		杀六畜胎子毒	493页	此六字刻作黑字大字
唐本退				
弋共	无	畏玉札、蜚蠊	546页	
藋草	无	矾石为之使	546页	
占斯	无	解狼毒毒	546页	

二、现存七情旧注与七情表的关系

通过对《新修本草》现存七情旧注的辑录以及《政和本草》七情表与七情旧注异文的对比，可发现现存七情旧注和七情表之间关系密切，但又存在很大的不同。

1. 七情旧注源于《神农本草经》，《新修本草》与《政和本草》递相传承，与七情表互不影响　如《政和本草》七情旧注与七情表有异的内容，多与《新修本草》七情旧注相同。如《政和本草》卷三"白石脂"

条下:"鹳粪为之使。""鹳粪"《政和本草》七情旧注作"燕屎",与《新修本草》作"燕屎"同。《政和本草》卷十"附子"条下:"畏防风、甘草、黄耆、人参、乌韭、大豆。""大豆"《政和本草》七情旧注作"黑豆",位置于"甘草"上,与《新修本草》同。《政和本草》"大豆及黄卷"条下"杀乌头毒"四字,《政和本草》七情旧注与《新修本草》七情旧注并无。如此等等,可以说明《政和本草》七情旧注是上承《新修本草》七情旧注而来,宋人在编著《政和本草》一书时,对于卷二"七情表"的内容作了较多的增删与改动,而对每药条下所附的七情旧注则改动较少。

2. 七情旧注改动较少,保留了陶弘景编撰七情表时药物畏恶七情数据的原貌,对于七情表的校勘复原等有重要参考价值 《政和本草》七情旧注与七情表有异的内容也多与龙 530、残影 330 以及《真本千金方》《新雕孙真人千金方》等所载"七情表"传本相同。龙 530、残影 330 以及《真本千金方》《新雕孙真人千金方》等所载七情表在时间上较《大观本草》《政和本草》《医心方》等为早,更多地保留了陶弘景所辑七情表的原貌,《政和本草》七情旧注与《政和本草》七情表有异的内容多与这些传本相同,尤其是《政和本草》七情旧注与《政和本草》七情表有异、而与《新修本草》相同的内容,多与龙 530、残影 330 以及《真本千金方》《新雕孙真人千金方》等相同或相似,足以说明《新修本草》和《政和本草》七情旧注更多地保留了陶弘景所辑七情表的原貌,对于龙 530 的校勘或七情表的复原来说,更具有校勘意义。试举例证明:

(1) 龙 530"柏子"条下:"恶菊花、羊蹄、诸石、皮、麯。""皮麯"两字,《医心方》无,《政和本草》七情表作"麯曲",与《新雕孙真人千金方》《备急千金要方》《大观本草》七情表同。而《新修本草》《真本千金方》作"及麹",《政和本草》七情旧注作"及麯麹"。按"及"与"皮"形近而误,残影 330"皮"亦作"及",故知龙 530 作"皮"误,当据改。"麯"与"麹"两字在《新雕孙真人千金方》中才同时出现,很难证明

"柏子"同时恶此两物。据现有的材料推测,很可能原文是作"及麵"或"及麯","麵"与"麯"形近,多相讹误,宋人在编著本草时不能取舍,干脆据《新雕孙真人千金方》都予以保留。《备急千金要方》为宋人所改,故与《大观本草》《政和本草》同。由此也可证明宋人对于《政和本草》七情旧注也并非没有改动之处,只是改动较少。

（2）龙530"杜仲"条下："畏蛇皮、玄参。""蛇皮",《真本千金方》《医心方》同。《新修本草》《政和本草》七情旧注并作"蛇蜕皮",《新雕孙真人千金方》《政和本草》七情表、《大观本草》七情表并作"蛇蜕",《备急千金要方》作"蛇脱"。按据文义,当作"蛇蜕皮"是。除此处外,龙530中还有其他5处出现过该药名,除1处作"蛇蜕皮"（第653行）外,余并作"蛇蜕"。此处作"蛇皮",当是脱"蜕"字,可据《新修本草》《政和本草》七情旧注补。

3.《政和本草》七情旧注保存了《政和本草》七情表删除的内容　上文已提到龙530中弋共、藆草、占斯三条畏恶七情内容不见于《政和本草》七情表,很有可能是在《新修本草》时就已经从七情表中删除的内容。但其原文仍保留在《新修本草》卷二十"有名无用"和《政和本草》卷三十"唐本退"中,也就保留了《政和本草》删除的该三味药的畏恶七情内容。一是为《新修本草》《政和本草》在传承七情表时有所删除提供了证据;二是也提供了这三条畏恶七情的校勘资料。

（1）龙530："弋共,畏玉札、蜚廉。"《新修本草》《政和本草》七情旧注、《医心方》并作"弋共",《真本千金方》作"芅共","芅"是"弋"的增旁俗写字。"蜚廉",《新修本草》作"蜚蠦",《政和本草》七情旧注作"蜚蠊",按《新修本草》作"蜚蠦"不通,"蠦"应是"廉"形近而误,"廉"通"蠊"。

（2）龙530"藆草"条仅保留药物名称,其后内容残损,据《新修本草》《政和本草》七情旧注、《医心方》可补足为"藆草,樊石为之使"。

第三节　七情表校勘

如上所述,七情表目前存世的早期传本共有八个,分别为敦煌吐鲁番出土本草写本龙530和残影330,以及传世文献《真本千金方》《新雕孙真人千金方》《备急千金要方》《大观本草》《政和本草》和《医心方》。另外,《新修本草》《大观本草》《政和本草》正文中保留或部分保留的七情旧注内容,对七情表的校勘也有重要意义。七情表诸传本中,以龙530所载最早,最能反映陶弘景辑录时的原貌。今以龙530为底本,以其余诸传本为校本,对七情表进行全面校勘,附志于此。

此次校勘遵行以下几个原则:

(1) 以日本藏龙530图版为底本进行录文,录文时俗字等径改为正字,通假字、异体字、古今字等于字后以"( )"括注,讹字以"[ ]"括注,部分出注说明。脱文以"【 】"补出,并出注说明。

(2) 为便于行文,部分校本使用简称,分别对应如下:

《真本》=《真本千金方》

《新雕》=《新雕孙真人千金方》

《备急》=《备急千金要方》

《大观》=《大观本草》

《政和》=《政和本草》

其中《大观本草》《政和本草》所载七情旧注,分别称为《大观(旧注)》和《政和(旧注)》。《新修本草》所载七情表已不存于世,此次校勘所参考者皆是现存诸残本中的七情旧注(详见上文辑录),故只称为《新修》。

(3) 本书第二章中所举校勘诸例,已部分涉及龙530七情表,此次校勘只说明"参本书第二章例×",不重复出注。

【原文】

寻万物之性,皆有离合,虎啸风生,龙吟云起,磁石引针,虎魄拾芥,漆得蟹而散,麻得漆而涌,桂得葱而软,树得桂而枯,气爽[1]有相开[关]感,多如此类。其理不可得而思[2]。至于诸药,尤能递为利害。先圣既明言其说[3],何可不详而避之。世人[4]为方,皆多漏略。若旧方已有,此病亦应改除。假令[5]而[6]两种,当[7]就其轻重,择可除[8]而除之。伤寒赤散,吾恒不用藜芦。断下黄连丸,亦去其干姜而施之,治无不效[9]。何急[10]强以相增[11],苟令共事乎?相反为害[12],深于相恶。相恶者,谓彼虽恶我,我无忿心,犹如牛黄恶龙骨,而龙骨得牛黄更良,此有以相[13]制伏故也。相反者,则彼我交仇,必不宜合。今画家用雌黄、胡粉相近,便自黯妒。粉得黄则[14]黑,黄得粉亦变,此盖相反之征[15]。药理既昧,所以人多轻之[16]。今案方处治,恐不必[17]卒能寻[18]究本草,更复抄出其事在此,览略看之,易可知验。而《本经》有直云茱萸、门冬者,无以辨其山、吴、天、麦之异,咸宜各题其条。又[19]有乱误[20]处,譬如海蛤之与鳝甲[21],畏恶正同。又[22]诸芝使薯蓣,薯蓣复使紫芝。计无应如此,而[23]不知何者是非,亦宜[24]并记,当便[25]广检正之。又《神农本经》相使,止[26]各一种,兼以《药对》人[27]参之,乃有两三,于事亦无嫌。其有云相得共治某病者,既非妨避之禁,不复疏出。

【校勘】

[1] 气爽:《大观》《政和》并于其上有"戎盐累卵獭胆分杯其"九字。

[2] 思:《大观》《政和》并作"思之"。

[3] 明言其说:《大观》《政和》并作"明有所说"。

[4] 世人:《大观》《政和》并作"时人",当是避讳改字,而未回改所致。

[5] 假令:《大观》《政和》并作"假如"。

［6］而：《大观》《政和》并无该字。

［7］当：《大观》《政和》并作"相当",连上读。

［8］可除：此两字《大观》《政和》并无。

［9］治无不效：《大观》《政和》并无"治"字。今检彩色照片,见该字以小字书于"无"右上角,故补入后录文。

［10］急：《政和》作"可",《大观》作"忽"。

［11］增：《大观》《政和》并作"憎"。

［12］相反为害：丛春雨、马继兴录文并于其上衍"于"字,今检彩色照片,见上"乎"字原写作"子"字,于字左淡墨书小字"乎"予以改正,两位先生当是补入"乎"字,识"子"为"于"字,故有此衍。

［13］相：《大观》《政和》并无该字。

［14］则：《大观》《政和》并作"即"。

［15］征：《大观》《政和》并作"证",于其下并有"也"字。

［16］人多轻之：《大观》《政和》并于其上有"不效"两字。

［17］恐不必：《大观》《政和》并作"必恐"。

［18］能寻：《大观》《政和》并作"难寻"。

［19］又：《政和》作"人有","人"当是"又"坏字,后文"诸芝使薯蓣"上《政和》有"又有"两字,可证。

［20］乱误：《大观》《政和》并作"误乱"。

［21］鳝甲：《大观》《政和》并作"鮀甲",同。

［22］又：《大观》《政和》并作"又有"。

［23］而：《大观》《政和》并无该字。

［24］宜：《大观》作"且"。

［25］便：《大观》《政和》并作"更"。

［26］止：《大观》《政和》并作"正"。据文义,"正"当是"止"之形误。

［27］人：《大观》《政和》并无。据文义,或是衍文,可据《大观》《政和》删。或是"入"之讹字。

【原文】

石上[1]：

玉屑 恶鹿角[2]。

玉泉 畏款冬花。

丹砂 恶磁石,畏[3]鹹水。

水银 恶磁石。

曾青[4]【畏菟】丝子。

石胆 水英为之使[5],畏牡桂、菌桂[6]、芫花、辛夷、白薇[7]。

云母 恶徐长卿[8]。泽泻为之使,反流水[9],畏鲜甲[10]。

朴消[11] 畏麦勾姜。

消石 萤火[12]为之使,恶苦参、苦菜,畏女菀、粥[13]。

矾石[14] 甘草为之使,恶牡蛎[15]。

芒消 石韦为之使,畏麦勾姜[16]。

滑石 石韦为使,恶曾青。

紫石英[17] 长石为之使,不欲鳝甲、黄连、麦勾姜[18],畏扁青[19]、附子。

赤石脂 恶大黄,畏芫花。

白石英 恶马目毒公[20]。

黄石脂 曾青为之使,恶细辛,畏蜚廉[21]。

太一禹余粮[22] 杜仲为之使,畏贝母、昌蒲、铁落[23]。

白石脂 鹅矢[24]为之使,恶松脂,畏黄芩[25]。

【校勘】

[1] 石上：此两字《真本》无,以下凡标题《真本》并无。《新雕》《大观》《政和》并作"玉石上部"。

[2] 恶鹿角：残影330作"畏鹿角花"。

[3] 畏：《真本》作"恶"。

[4] 曾青：《政和》于其上有"空青"两字,下注"臣禹锡等谨按《药性论》云畏菟丝子"。其后文字《新雕》《备急》《大观》《政和》并

作"畏菟丝子",《医心方》作"恶菟丝子"。《真本》作"畏菟丝"。

［5］为之使：《新雕》《备急》《大观》《政和》并无"之"字。另以下凡遇"为之使",《新雕》《备急》《大观》《政和》并作"为使",不一一说明。

［6］牡桂、菌桂：《医心方》位置于"白薇"下。

［7］白薇：《真本》于其下有"也"字。

［8］恶徐长卿：《新修》《真本》《新雕》《医心方》《大观》《政和》并无此四字。《备急》位置于"流水"后。

［9］反流水：《新修》《大观》《政和》并作"及流水"。"流水"前无其他药物名,作"及"不通。另《新修》《新雕》《备急》《医心方》《大观》《政和》并位置于"畏鳝甲"下。《真本》作"畏龟甲、流水"。

［10］鲜甲：《新雕》《大观》《政和》并作"鮀甲",《医心方》作"鳝甲",两者同。据此,亦可知"鲜"当是形讹。

［11］"朴消"及以下共六字：《医心方》位置于"消石"下。

［12］萤火：《新修》《真本》《新雕》《备急》《大观》《政和》并无"萤"字。

［13］粥：《新修》《新雕》《备急》《大观》《政和》《医心方》并无,《真本》亦无,而有"也"字。

［14］矾石：《新雕》作"白矾"。

［15］恶牡蛎：《大观》《政和》并作"畏牡蛎",《新雕》"牡蛎"作"牡蠋",系形讹。

［16］畏麦勾姜：《备急》《大观》《政和》并作"恶麦句姜"。另《政和》于其下有"生消"两字。《真本》作"恶曾青"。

［17］紫石英：《真本》作"紫石"。

［18］不欲鳝甲、黄连、麦勾姜：此九字《新修》《新雕》《备急》《大观》《政和》《医心方》并位置于"畏扁青、附子"下。另《新雕》《备急》《大观》《政和》"鳝甲"并作"鮀甲",《新雕》"黄连"作"为连"。《真本》作"恶龟甲、黄连、麦句姜"。

[19] 畏扁青：《新雕》《医心方》《政和》并作"恶扁青"。《真本》无此三字。

[20] 恶马目毒公：《新雕》作"恶鬼臼"。

[21] 畏蜚廉：《真本》《备急》于其下有"扁青附子"四字。

[22] 太一禹余粮：《大观》《备急》《政和》并作"太一余粮"。

[23] 畏贝母、昌蒲、铁落：《新雕》《备急》《大观》《政和》并作"畏铁落昌蒲贝母"。

[24] 鹧矢：《新修》作"燕屎"，《真本》《政和（旧注）》作"燕屎"，《新雕》《备急》《大观》《政和》并作"燕粪"，义同。

[25] 黄芩：《新雕》作"黄苓"，形讹。

【原文】

中[1]：

钟乳[2] 蛇床[3]为之使，恶牡丹、玄石、牡蒙，畏紫石[4]、蘘草[5]。

殷孽[6] 恶木防己[7]。

孔公孽 木兰为之使，恶细辛[8]。

磁石 柴胡为之使，恶牡丹、莽草[9]，畏黄石脂，杀铁毒[10]。

凝水石[11] 畏地榆，解巴豆毒。

石膏 鸡子为之使，恶莽草[12]、毒公[13]。

阳起石 桑螵蛸为之使，恶泽泻、菌桂、雷丸、蛇蜕皮[14]，畏菟丝[15]。

玄石 恶松脂、柏子[16]、菌桂。

理石 滑石[17]为之使，畏[18]麻黄。

下[19]：

青琅玕 得水银良[20]，畏乌鸡骨[21]，杀锡毒[22]。

礜石 得火良，棘针为[23]之使，恶毒公[24]、虎掌[25]、鹜矢[26]、细辛，畏水[27]。

方解石 恶巴豆。

代赭 畏天雄。

大盐 漏芦为之使[28]。

特生礜石 火练之良[29]，畏水[30]。

【校勘】

[1] 中：《新雕》《备急》《大观》《政和》并作"玉石中部"；残影330、《医心方》作"石中"。

[2] 钟乳：《新修》作"石钟乳"。

[3] 蛇床：《真本》《备急》《政和》作"蛇床子"。另《真本》《备急》于其下并有"菟丝子"三字。

[4] 紫石：《新修》《备急》《大观》《政和》并作"紫石英"。

[5] 畏紫石、蘘草：残影330位置在"恶牡丹"上。

[6] 殷孽：《政和》于其上有"水银粉生银"五字；《新雕》"殷"写作缺末笔避讳之形。

[7] 恶木防己：《备急》《大观》《政和》并作"恶防己畏术"，《新雕》作"恶防己畏木"。

[8] 恶细辛：《真本》作"畏细辛"，《政和》于其下有"石硫黄"三字。

[9] 恶牡丹、莽草：《医心方》无"恶"字，与《备急》《大观》并位置于"畏黄石脂"下。《真本》"莽草"作"狶草"。

[10] 杀铁毒：此三字《新修》《政和(旧注)》位置于"茈胡为之使"下，《大观》《政和》并无。

[11] "凝水石"及以下十字：《真本》无。《政和(旧注)》作"解巴豆毒，畏地榆"。

[12] 恶莽草：《真本》作"畏莽草"。

[13] 毒公：《政和(旧注)》作"马目毒公"。

[14] 蛇蜕皮：《真本》作"蛇脱"。

[15] 菟丝：《新修》作"菟熊子"，《新雕》《备急》《大观》《政和》《医心方》并于其下有"子"字。

［16］松脂、柏子：《大观》《政和》并于其下有"人"字，《新雕》于其下多"子"字，《医心方》作"松柏脂子"。另"柏子"，《政和（旧注）》作"柏实"。

［17］滑石：《新修》作"消石"。

［18］畏：《政和（旧注）》作"恶"。

［19］下：《新雕》《备急》《大观》《政和》并作"玉石下部"，《医心方》作"石下"。

［20］得水银良：残影330此四字位置于"畏鸡骨"下。

［21］乌鸡骨：残影330、《新修》《真本》《新雕》《备急》《大观》《政和》并无"乌"字，《医心方》作"乌头"。

［22］杀锡毒：《真本》作"杀银毒"。《新修》《政和（旧注）》此三字位置于"得水银良之前"

［23］为：《新修》无该字。

［24］毒公：《备急》《大观》《政和》《医心方》位置于"虎掌"下，《新雕》无此两字。《政和（旧注）》作"马目毒公"。

［25］虎掌：《新雕》于其下有"鬼日"两字。

［26］鹜矢：《新修》作"惊矢"，并与《政和（旧注）》位置于"虎掌"上。《真本》作"燕屎"，《医心方》无。

［27］畏水：《新修》《真本》并于其下有"也"字。《医心方》作"畏水蛭"。

［28］漏芦为之使：残影330于其下仍有文字，惜已残，从残迹判断，似作"草"。

［29］火练之良：《备急》《大观》《政和》并作"得火良"。

［30］畏水：残影330此两字位置于"火练之良"上。

【原文】

草上[1]：

六芝 薯蓣为之使，得髪良，恶恒山，畏[2]扁青、茵陈蒿[3]。

茯苓、茯神 马间[4]为之使,恶白蔹,畏牡蒙、地榆、雄黄、秦胶、龟甲[5]。

柏子[6] 牡厉[蛎]、桂[7]、瓜子之使[8],恶[9]菊花、羊蹄[10]、诸石[11]、皮、面[12]。

天门冬 恒衣[13]、地黄为之使,畏曾青、青耳[14]。

麦门冬 地黄、车前为之使,恶款冬花[15]、苦瓠,畏苦参[16]、青蘘、青耳[17]。

术 防风、地榆为之使。

女萎[18] 畏卤醎。

干地黄 得麦门冬渍酒[19]良,恶贝母,畏芜荑。

昌蒲 秦艽、秦皮[20]为之使,恶地胆、麻黄去节[21]。

远志 得茯苓、冬葵[22]、龙骨良[23],畏真朱、蜚廉[24]、藜芦、蛴螬[25],杀天雄、附子毒[26]。

泽泻 畏海蛤、文蛤。

薯蓣 紫芝为之使,恶甘遂。

菊花 术[27]、枸杞根、桑根白皮为之使。

甘草 术、干漆、苦参为之使,恶远志,反甘遂、大戟、芫花、藻海[28]。

人参 茯苓为之使,恶溲疏及梨芦。

石斛 陆英为之使,恶凝水石、巴豆,畏疆[僵]蚕[29]、雷丸。

石龙芮[30] 大戟为之使,畏蛇蜕[31]、茱萸[32]。

落(络)石 杜仲、牡丹为之使,恶铁落、昌[菖]蒲[33]、贝母。

龙胆 贯众为之使,恶防葵、地黄[34]。

牛膝 恶萤火、龟甲、陆英[35],畏白前[36]。

杜仲 畏蛇皮[37]、玄参。

干漆 半夏为之使,畏鸡子[38]。

细辛 曾青、桑根白皮为之使[39],反藜芦[40],恶狼毒[41]、山茱萸、黄耆,畏滑石、消石[42]。

独活 蠡实[43]为之使。

柴胡 半夏为之使,恶皂荚荚,畏[44]女菀、藜芦。

酸枣[45] 恶防己。

槐子[46] 景天[47]为之使。

庵芦[48] 荆子[49]、薏苡[50]为之使。

蛇床子 恶巴豆[51]、牡丹、贝母。

菟丝子 宜丸不宜煮[52],得酒良,薯蓣、松脂为之使,恶藋菌。

蒺蒙子 得荆实[53]、细辛良,恶干姜、苦参[54]。

蒺藜子[55] 乌头为之使。

茜根 畏鼠姑。

天名精[56] 恒衣[57]为之使。

牡荆实[58] 防风为之使,恶石膏[59]。

秦椒 恶栝楼、防葵,畏雌黄。

蔓荆实[60] 恶乌头、石膏。

辛夷[61] 芎䓖为之使,恶五石脂,畏昌[菖]蒲[62]、黄连、石膏、黄环。

【校勘】

[1] 草上:《新雕》《备急》《大观》《政和》并作"草药上部"。

[2] 畏:《真本》无该字。

[3] 茵陈蒿:《新雕》《备急》无"蒿"字。

[4] 马间:《新雕》作"马闲",《备急》作"马蔺"。

[5] 龟甲:《真本》于其下有"也"字。

[6] 柏子:《新修》《大观》《政和》《政和(旧注)》并作"柏实",《新雕》《备急》作"柏子人"。

[7] 桂:《新雕》《备急》《大观》《政和》并作"桂心",《政和(旧注)》作"及桂"。

[8] 瓜子之使:残影330、《医心方》作"瓜子为之使",《真本》作"瓜子之使",《新修》作"菰子之使"。

[9] 恶:《备急》《大观》《政和》《政和(旧注)》并作"畏"。

[10] 羊蹄:残影330作"畏羊蹄"。

[11] 诸石:《医心方》作"消石"。

［12］皮、面：残影330"皮"作"及"。《新修》《真本》作"及曲"，《新雕》《备急》《大观》《政和》并作"面曲"，《政和（旧注）》作"及面曲"，《医心方》无。

［13］恒衣：《真本》《新雕》《备急》《大观》《政和》《医心方》并作"垣衣"。"垣衣"为药物名，作"恒衣"不通，今当据改。

［14］青耳：《真本》《新雕》《备急》《大观》《政和》《医心方》并无。

［15］款冬花：《新雕》《备急》《大观》《政和》并无"花"字。

［16］畏苦参：《医心方》无。

［17］青耳：《真本》《新雕》《备急》《大观》《政和》《医心方》并无。

［18］女萎：《备急》《大观》《政和》并于其下有"萎蕤"两字，《新雕》作"女葳"，于其下有"葳蕤"两字。按《政和》"女萎"条正文中"葳蕤"两字作黑字，知其系陶弘景新增，非是《本经》文。

［19］渍酒：《新雕》《备急》《大观》《政和》《医心方》并作"清酒"。

［20］秦艽、秦皮：《政和（旧注）》作"秦皮、秦艽"。

［21］去节：此两字《真本》《新雕》《备急》《大观》《政和》《医心方》并无。

［22］冬葵：《真本》《新雕》《备急》《大观》《政和》《医心方》并于其下有"子"字。另《真本》于其下有"恶贝母，畏芫荑"六字，疑为涉上之衍文。

［23］得伏苓、冬葵、龙骨良：残影330此八字位置于"杀天雄附子毒"下。

［24］蜚廉：《真本》作"飞廉"。《政和（旧注）》此两字位置于"藜芦"下。

［25］蛴螬：残影330、《新雕》《备急》《大观》《政和》《政和（旧注）》《医心方》并作"齐蛤"，《真本》作"齐合"。

[26] 杀天雄、附子毒：《真本》《新雕》《备急》《大观》《政和》《医心方》并位置于"畏真朱"上。

[27] 术：《真本》位置于"桑根白皮"下。

[28] 反甘遂、大戟、芫花、藻海："藻海"当是"海藻"倒文，可据文义乙正。另，该句残影330作"反大戟、芫花、甘遂、海藻"，《政和(旧注)》作"反大戟、芫花、甘遂、海藻四物"，《真本》于其下有"四物亦皆反"五字。

[29] 疆蚕：《新雕》《大观》《政和》并作"白殭蚕"，《备急》作"白僵蚕"。

[30] 石龙芮：《真本》作"石龙蒻"。

[31] 蛇蜕：《备急》《政和(旧注)》作"蛇蜕皮"。

[32] 茱萸：《真本》作"茱萸也"，《新雕》《备急》《大观》《政和》并作"吴茱萸"。

[33] 昌蒲：《真本》《新雕》《备急》《大观》《政和》《政和(旧注)》并于其上有"畏"字。又《政和(旧注)》此两字位置于"贝母"下。

[34] 地黄：《政和(旧注)》于其下有"牛膝"两字。

[35] 陆英：《真本》作"皂荚"，《医心方》无此两字。《政和(旧注)》此两字位置于"龟甲"上。

[36] 畏白前：《备急》作"车前"。

[37] 畏蛇皮：《新修》《政和(旧注)》作"畏蛇蜕皮"，《新雕》《政和》《大观》并作"畏蛇蜕"，《备急》作"恶蛇脱"。

[38] 鸡子：《真本》于其下有"也"字。

[39] 桑根白皮为之使：《真本》作"枣根为之使"，《备急》《大观》《政和》并作"枣根为使"，《新雕》《医心方》并无"白皮"及"之"三字。

[40] 反藜芦：此三字《真本》《新雕》《备急》《大观》《政和》《医心方》并位置于"消石"下。

[41] 狼毒：《真本》于其上有"铁落"两字。

[42] 滑石、消石：《政和(旧注)》作"消石、滑石"。

［43］蠡实：《政和(旧注)》作"豚实"。

［44］畏：《医心方》无该字。

［45］酸枣：《新雕》《备急》《大观》《政和》并作"酸枣人"。

［46］槐子：《新修》《政和(旧注)》作"槐实"。

［47］景天：《备急》于此前有"天雄"两字。

［48］"庵芦"及以下共九字：《真本》无。《新雕》《备急》《大观》《政和》《医心方》并作"庵䕡子"。

［49］荆子：《政和(旧注)》作"荆实"。

［50］薏苡：《新雕》《备急》《大观》《政和》并于其下有"人"字。另《备急》于其下尚有"恶细辛、干姜"五字。

［51］巴豆：《大观》《备急》《政和》《医心方》并位置于"牡丹"下。

［52］宜丸不宜煮：此五字《备急》《政和》《大观》《医心方》并无。

［53］荆实：《新雕》《备急》《大观》《政和》并作"荆子"。

［54］苦参：《真本》于其下有"也"字。

［55］蒺藜子：《医心方》无"子"字。

［56］"天名精"及以下共八字：《新雕》无。

［57］恒衣：《真本》《新雕》《备急》《大观》《政和》并作"垣衣"。垣衣为药物名，作"恒衣"不通，今当据改。

［58］牡荆实：《真本》作"荆实"，《新雕》《备急》《大观》《政和》并作"牡荆子"。

［59］石膏：《真本》于其下有"也"字。

［60］"蔓荆实"及以下共八字：《真本》无。《新雕》《备急》《大观》《政和》"蔓荆实"并作"蔓荆子"。

［61］"辛夷"及以下共二十字：《真本》无。

［62］昌蒲：《新雕》《备急》《大观》《政和》并于其下有"蒲黄"两字。

【原文】

中[1]：

当归 恶茴茹，畏昌[菖]蒲、海藻、牡蒙[2]。

防风 恶[3]干姜、藜芦、白蘞、芫花，杀附子毒[4]。

秦利（艽）[5] 昌[菖]蒲为之使。

黄耆 恶龟甲。

吴茱萸 蓼实为之使，恶丹参、消石、白恶[6]，畏紫石英[7]。

黄苓[芩][8] 山茱萸、龙骨为之使，恶葱实，畏丹参[9]、牡丹、藜芦。

黄连 黄芩[10]、龙骨、理石为之使[11]，恶菊花、芫花、玄参、白鲜[12]，畏款冬[13]，胜乌头，解巴豆毒。

五味[14] 苁蓉为之使，恶萎蕤，胜乌头。

决明子 蓍[蓍][15]实[16]为之使，恶大麻子。

芍药 须须丸[17]为之[18]使，恶石斛、芒消，畏消石、鳖甲、小蓟，反藜芦[19]。

桔梗 节皮[20]为之使，畏白及、龙眼[21]、龙胆。

芎藭 白芷为之使[22]，恶黄连[23]。

藁本 恶茴茹。

麻黄 厚朴为之使，恶辛夷、石韦。

葛根 杀冶葛、巴豆、百药毒。

前胡 半夏为之使，恶皂荚[24]，畏藜芦。

贝母 厚朴、白薇为之使[25]，恶桃花，畏秦椒[26]、礜石[27]、莽草，反乌头。

栝楼 枸杞[28]为之使，恶干姜，畏牛膝、干漆[29]，反乌头。

丹参 畏酰水，反藜芦。

厚朴 干姜为之[30]使，恶泽泻、寒水石、消石。

玄参 恶黄耆、干姜、大枣、山茱萸，及[反]藜芦。

沙参 恶防己[31]，反藜芦。

苦参 玄参为之使，恶贝母、漏芦、菟丝子[32]，反藜芦。

续断 地黄为之使，恶雷丸。

山茱萸 蓼实为之使，恶桔梗、防风、防己。

桑根白皮 续断、桂[33]、麻子为之使。

狗脊 萆薢为之使,恶败酱。

萆薢 薏苡为之使,畏葵根、大黄、柴胡、牡厉[蛎]、前胡[34]。

石韦 杏人[35]为之使,得昌蒲良。

瞿麦[36] 蘘草[37]、牡丹为之使,恶桑螵蛸[38]。

秦皮 大戟为之使[39],恶茱萸[40]。

白芷 当归为之使,恶旋覆花。

杜若 得辛夷、细辛良,恶柴胡、前胡。

黄柏[41] 恶干漆。

白薇[42] 恶黄耆、干姜[43]、干漆、大枣[44]、山茱萸。

栀子[45] 解踯躅毒[46]。

紫菀 款冬[47]为之使,恶天雄、瞿麦[48]、雷丸、远志,畏茵陈[49]。

白鲜[50] 恶桑螵蛸[51]、桔梗、茯苓、萆薢。

薇衔 得秦皮良。

井水蓝 杀巴豆、治[冶、野]葛诸毒[52]。

海藻 反甘草。

干姜 秦椒为之使,恶黄芩[53]、天鼠矢[54],杀半夏、莨蓎毒[55]。

【校勘】

[1] 中:《新雕》《大观》《政和》并作"草药中部",《医心方》作"草中"。

[2] 牡蒙:《新雕》作"特蒙",当系形讹。

[3] 恶:《医心方》作"不欲"。

[4] 杀附子毒:《真本》于其下有"也"字。《政和(旧注)》此四字位置于"恶干姜"上。

[5] 秦利:《新雕》《大观》《政和》并作"秦艽",同。详参第二章例23。

[6] 白恶:《真本》作"白亚",《新雕》《备急》《大观》《政和》《医

心方》并作"白垩"。"恶"通"垩"。

［7］紫石英：《真本》作"紫石茱"。

［8］黄芩：《新雕》同，《真本》《备急》《大观》《政和》《医心方》并作"黄芩"。当是，今据改。

［9］畏丹参：《真本》《新雕》《备急》《大观》《政和》并作"畏丹砂"，《医心方》作"畏丹沙"。

［10］黄芩：《新雕》作"黄苓"。

［11］理石为之使：《医心方》无"理石"及"之"三字。

［12］白鲜：《备急》《大观》《政和》并作"白鲜皮"。

［13］款冬：《医心方》作"款冬花"。

［14］五味：《新雕》《备急》《大观》《政和》并作"五味子"。

［15］决明子着：此四字《新雕》无。

［16］着实：《真本》作"楮实"，《备急》《大观》《政和》并作"蓍实"，《医心方》作"耆实"。今按，或"蓍实"是，药物名。今据改。

［17］须须丸：《新雕》《备急》作"雷丸"，《真本》《大观》《政和》《医心方》并作"须丸"。今检彩色照片，见"须"字右下角有重文符号，故录作"须须丸"，当是误抄。作"须丸"是。

［18］之：《医心方》无该字。

［19］反藜芦：《真本》于其下有"也"字。另《政和（旧注）》"芍药"条下无七情旧注，据其下"臣禹锡等谨案"可知，该条内容或是见于"别本"。

［20］节皮：《医心方》作"秦皮"。

［21］龙眼：《新雕》《备急》《大观》《政和》《医心方》并位置于下文"龙胆"下。

［22］白芷为之使：《医心方》于其下有"得细辛、牡蛎良"六字。

［23］恶黄连：此三字《真本》《新雕》《备急》《大观》《医心方》并无。

［24］皂荚：《备急》作"皂角"。

［25］白薇为之使：《医心方》无"之"字。

［26］秦椒：《真本》《新雕》《政和》《医心方》并作"秦艽"。

［27］礜石：《真本》作"矾石"。

［28］枸杞：《真本》作"枸杞根"。

［29］干漆：此两字《真本》无。

［30］之：《医心方》无该字。

［31］防己：《真本》作"防风、防己"。

［32］菟丝子：《政和(旧注)》作"菟丝"。

［33］桂：《新雕》《大观》《政和》并作"桂心"。

［34］前胡：《政和(旧注)》无此两字。

［35］杏人：《真本》《新雕》《备急》《大观》《政和》并于其上有"滑石"两字。另，《政和(旧注)》"石韦"条下无七情旧注。据其下"臣禹锡等谨案"可知见于"蜀本"，作"络石、杏人为之使，得昌蒲良"。

［36］瞿麦：《真本》《新雕》作"蘧麦"。

［37］蘘草：《新雕》作"蓑草"。

［38］桑螵蛸：《真本》于其下有"也"字，《政和》无"桑"字。

［39］大戟为之使：《医心方》无"之"字。

［40］茱萸：《真本》作"山茱萸"，《新雕》《备急》《政和(旧注)》并作"吴茱萸"。

［41］黄柏：《真本》《大观》《政和》并作"柏木"，《医心方》无"黄"字。

［42］白薇：《医心方》位置于后文"白鲜"下。

［43］干姜：《备急》《大观》《政和》《政和(旧注)》并于其上有"大黄、大戟"四字。

［44］大枣：《政和(旧注)》此两字位置于"山茱萸"下。

［45］栀子：《新雕》《政和》并作"栀子"，《真本》《医心方》作"枝子"。

[46] 解踯躅毒：《新修》《真本》作"解玉支毒"，《政和（旧注）》无此四字。

[47] 款冬：《真本》作"款冬花"。

[48] 瞿麦：《真本》《新雕》作"蘧麦"。

[49] 茵陈：《真本》《政和（旧注）》《医心方》作"茵陈蒿"。

[50] 白鲜：《新雕》《备急》《大观》《政和》并作"白鲜皮"。

[51] 桑螵蛸：《大观》《政和》《医心方》并无"桑"字。

[52] 井水蓝杀巴豆、治葛诸毒：此十字《真本》《新雕》《备急》《大观》《政和》《医心方》并无。

[53] 黄芩：《真本》于其下有"黄连"两字，《新雕》《备急》《大观》《政和》《政和（旧注）》《医心方》于其上有"黄连"两字。

[54] 天鼠矢：《新雕》《备急》作"天鼠粪"。

[55] 杀半夏、莨蓎毒：《真本》《政和（旧注）》此六字位置于"恶黄连"上。

【原文】

下[1]：

大黄 黄芩为之使[2]，所无畏[3]。

蜀椒 杏人为之使，畏橐吾[4]。

巴豆[5] 芫花为之使，恶蘘草[6]，畏大黄、黄连、藜芦[7]。

甘遂 瓜叶[蒂][8]为之使，恶远志，反甘草。

葶苈 榆皮为之使[9]，得酒良[10]，恶僵蚕、石龙芮。

大戟 反甘草。

泽漆 小豆为之使，恶薯蓣。

芫花 决明[11]为之使，反甘草。

钩吻 半夏为之使，恶黄芩。

狼毒 大豆[12]为之使，恶麦勾姜，是天名精[13]。

鬼臼 畏垣衣[14]。

天雄 远志为之使,恶腐婢[15]。

乌头、乌喙 莽草为之使,反半夏、栝楼[16]、贝母、白蔹[17]、白及,恶藜芦[18]。

附子 地胆为之使[19],恶蜈蚣,畏防风、甘草、黄耆、人参、乌韭、大豆[20]。

皂荚 青葙子[21]为之使,恶麦门冬,畏空青、人参、苦参[22]。

蜀漆 栝楼为之使,恶贯众。

半夏 射干为之使[23],恶皂荚,畏雄黄、生姜、干姜[24]、秦皮、龟甲,反乌头。

款冬[25] 杏人为之[26]使,得紫菀良,恶皂荚、消石[27]、玄参,畏贝母[28]、辛夷、麻黄[29]、黄苓[芩]、黄连[30]、青葙。

牡丹 畏菟丝子。

防己[31] 殷蘖为之使,恶细辛,畏草薢,杀雄黄毒[32]。

黄环 鸢尾为之使,恶茯苓[33]。

巴戟天[34] 覆盆[35]为之使,恶朝生、雷丸、丹参。

石南草[36] 五茄[37]为之使[38]。

女宛 畏卤咸。

地榆[39]【得发良,恶麦门冬。

五茄】远志[40]为【之[41]】使,畏蛇皮[42]、玄参[43]。

泽兰 防己为之使。

紫参 畏辛夷。

藋菌[44]【得酒良,畏鸡子。

雷丸 荔实、厚朴为之使,恶葛根。】

贯众 藋菌为之使。

狼牙[45] 芜荑为[46]【之使,恶】地榆、枣【肌。

藜芦 黄连】为之使[47],反细辛、【芍药、五】参[48],恶大黄。

蔄茹 甘草为之使,恶麦门冬。

白蔹[49]代【赭为之使,反乌头。

白及 紫石】为之使[50],恶理【石】、李子[51]。

占斯 解狼毒毒。

蚕廉[52] 得乌头【良[53]】，恶麻黄。

【淫羊藿 薯蓣为之使。

虎】掌[54] 蜀漆为之使，恶[55]莽草。

栾花 决明为之使。

蘡草[56]【樊石为之使。

荩草 畏鼠姑。】

恒山 畏玉札[57]。

夏枯草 土瓜为之使。

戈［弋］共[58] 畏玉札、蚕廉[59]。

溲疏[60] 漏【芦为之使。

淫羊藿 薯蓣为之使。

【校勘】

［1］下：《新雕》《大观》《政和》并作"草药下部"，《医心方》作"草下"。

［2］黄芩为之使：《医心方》无"之"字。

［3］所无畏：此三字《新雕》《备急》《大观》《政和》并无，《真本》《政和（旧注）》《医心方》并作"无所畏"，《医心方》并于其下有"得芍药、黄芩、牡厉、细辛、伏苓、消石、紫石英良"十七字。

［4］畏橐吾：《新雕》《备急》《大观》《政和》并作"畏款冬"。橐吾，乃款冬异名。

［5］巴豆：《新雕》作"己豆"，当是坏字。

［6］蘘草：《大观》《政和》作"藿草"，《新雕》作"蓑草"。

［7］藜芦：《新雕》《备急》《大观》《政和》并于其下有"杀斑猫毒"四字。

［8］瓜叶：《真本》《新修》《新雕》《备急》《大观》《政和》《医心方》并作"瓜蒂"，当是，乃药物名。今据改。

［9］榆皮为之使：《医心方》无"之"字。

［10］得酒良：《新修》位置于"榆皮为之使"上。《政和（旧注）》无此三字。

［11］决明：《真本》作"决明子"。

［12］狼毒大豆：此四字《新雕》无。

［13］是天名精：《真本》《新雕》《备急》《大观》《政和》《医心方》并无此四字。

［14］垣衣：《政和（旧注）》作"恒衣"，形讹。

［15］腐婢：《新雕》作"腐脾"。

［16］栝楼：《新修》无"楼"字。

［17］白蔹：《真本》无此两字。

［18］恶藜芦：《新修》无"芦"字。

［19］地胆为之使：《医心方》无"之"字。

［20］大豆：《新修》《政和（旧注）》作"黑豆"，位置于"甘草"上。

［21］青葙子：《新修》《大观》《政和》并作"柏实"，《真本》《新雕》《备急》《医心方》并作"柏子"。

［22］苦参：《新修》无。

［23］射干为之使：《医心方》无"之"字。

［24］干姜：《真本》于其上有"恶"字，《医心方》无此两字。

［25］款冬：《新雕》《备急》《大观》《政和》并作"款冬花"。

［26］之：《医心方》无该字。

［27］消石：《医心方》无此两字。

［28］贝母：《医心方》无此两字。

［29］麻黄：《真本》《政和（旧注）》于其下有"黄耆"两字。

［30］黄连：《新雕》《备急》《大观》《政和》《医心方》并于其下有"黄耆"两字。

［31］防己：《新雕》作"汉防己"。

［32］杀雄黄毒：《政和（旧注）》此四字位置于"恶细辛"上。

［33］茯苓：《新雕》《备急》《大观》《政和》并于其下有"防己"

两字。

[34]"巴戟天"及以下共十五字:《新雕》无。

[35]覆盆:《真本》《大观》《政和》并于其下有"子"字。

[36]石南草:《新雕》《备急》无"草"字。

[37]五茄:《新雕》《备急》《大观》《政和》并作"五加皮"。

[38]为之使:《真本》于其下有"恶山蘚"三字。

[39]地榆:其后所缺内容,据《医心方》可补作"得发良,恶麦门冬"。

[40]远志:其前所缺内容,据《医心方》补。其中,《新雕》《大观》《政和》"五茄"并作"五加皮"。

[41]之:原缺,据《医心方》补。

[42]蛇皮:据《医心方》知其上缺"畏"字。

[43]玄参:"玄"字原缺,据《医心方》补。

[44]藋菌:其后所缺内容,据《医心方》补。

[45]狼牙:《新修》《真本》《政和(旧注)》并作"牙子"。

[46]芫萋为:其后所缺内容,据《医心方》补。《大观》《政和》"地榆"并位置于"枣肌"下,《新雕》无"地榆"两字。《备急》作"恶秦艽、地榆"。

[47]为之使:其上所缺内容,据《新修》《医心方》补。

[48]参:其上所缺内容,据《医心方》补。

[49]白敛:其下所缺内容,据《医心方》补。

[50]为之使:其上所缺内容,据《医心方》补。其中"紫石",《备急》《大观》并作"紫石英"。

[51]李子:《大观》《备急》《政和》《医心方》并作"李核人",并于其下有"杏人"两字。《政和(大观)》作"畏李核、杏人"。

[52]蜚廉:《备急》《大观》《政和》并作"飞廉"。

[53]良:原缺,据《医心方》补。

[54]掌:其上所缺文字,据《新修》《真本》《新雕》《备急》《大

[55] 恶：《大观》作"畏"。

[56] 藆草：其后所缺内容，据《医心方》可补足为"樊石为之使。芪草，畏鼠姑"。《新雕》《备急》《大观》《政和》"鼠姑"并作"鼠妇"。

[57] 畏玉札：《政和(旧注)》作"为玉札"，显是音误。

[58] 戈共：《新修》《政和(旧注)》《医心方》作"弋共"，是，乃药物名。今据改。另"戈共"并以下共七字，《新雕》《备急》《大观》《政和》并无。

[59] 蜚廉：《新修》作"蜚蠊"。

[60] 溲疏：《医心方》作"溲流"，当是形讹。另其后所缺内容，据《医心方》可补足为"漏芦为之使。淫羊藿，署预(薯蓣)为之使"。

【原文】

虫上：

龙骨 得人参、牛黄】良[1]，畏石膏。

龙角[2] 畏干漆、蜀椒[3]、理石。

牛黄 人参[4]【为之使，恶龙骨、地】黄、龙【胆、飞廉，畏牛膝。】

蠮蜜[5] 恶芫花、齐蛤。

蜂子 畏黄芩、芍药、牡厉[蛎]。

白胶[6] 【得火良，畏大黄。

阿胶 得火良，恶大黄。】

牡蛎 贝母为之使[7]，得甘草、牛膝、远志、蛇舌[8]良，恶麻黄、茱萸[9]、辛夷。

中[10]：

羖羊角[11] 菟丝[12]为之使。

犀角 松脂为之使，恶雚[藋]菌[13]、雷丸。

鹿茸 麻勃为之使[14]。

鹿角 杜仲为之使。

伏翼 苋实、云实为之使。

猬皮[15] 得酒良,畏桔梗、麦门冬。

蜥蜴[16] 恶硫黄、斑苗、芜荑。

蜂房[17] 恶干姜、丹参、黄芩、芍药、牡历[蛎]。

桑螵蛸 得龙骨治泄精[18],畏旋覆花。

䗪虫 畏皂荚、昌蒲。

蛴螬 蜚虻[19]为之使,恶附子。

海蛤 蜀漆为之使,畏狗胆、甘遂、芫花。

龟甲 恶沙参、蜚廉[20]。

鳖甲 恶矾石[21]。

鳝鱼甲[22] 蜀漆为之使,畏狗胆、甘遂[23]、芫花。

乌贼鱼骨 恶白薟、白及[24]。

蟹 杀莨蓎毒[25]。

白马茎 得火良[26]。

下[27]:

麋脂 畏大黄[28]。

蛇蜕[29] 畏磁石及酒。少熬之良[30]。

蜣螂 畏羊角、石膏。

地胆[31] 恶甘草。

马刀 得水良。

天鼠矢[32] 恶白薟、白薇。

斑苗 马刀之为使,畏巴豆、丹【参】[33]、空青,恶肤青、豆花[34]。

【校勘】

[1] 良:其上所缺内容,据《医心方》补。

[2] 龙角:《医心方》作"龙齿角"。

[3] 蜀椒:《真本》作"蜀菜"。

[4] 人参:其后所缺内容,据《医心方》可补足为"人参为之使,

恶龙骨、地黄、龙胆、飞廉,畏牛膝"。《真本》"地黄"下衍"地黄"两字,《新修》《新雕》《备急》《大观》《政和》"飞廉"并作"蜚廉"。

[5] 螪蜜:《备急》《大观》《政和》并作"密蜡"。

[6] 白胶:其后所缺内容,据《医心方》可补足为"得火良,畏大黄。阿胶,得火良,恶大黄"。《新修》"白胶"下"恶大黄"作"恶牛黄";《政和(旧注)》"阿胶"下作"恶大黄,得火良"。《真本》"白胶"下无"畏大黄"三字,《新雕》《备急》《大观》《政和》"阿胶"下并作"畏大黄"。

[7] 贝母为之使:《医心方》无"之"字。

[8] 蛇舌:《新雕》《备急》《大观》《政和》并作"蛇床",《医心方》无该两字。

[9] 茱萸:《新雕》《备急》《大观》《政和》并作"吴茱萸"。

[10] 中:《医心方》作"虫中"。

[11] 羖羊角:《医心方》于其上有"零羊角"三字。

[12] 菟丝:《真本》《备急》《大观》《政和》《医心方》并于其下有"子"字。

[13] 霍菌:《新修》《备急》《医心方》并作"藿菌"。据文义,当作"藿菌"是,系药物名。"霍"是形讹,今据改。

[14] 麻勃为之使:《新雕》《政和(旧注)》无此五字。

[15] 猬皮:《大观》作"猬皮"。

[16] 蜥蜴:《真本》《政和(旧注)》作"石龙子",即蜥蜴异名。

[17] 蜂房:《真本》《新雕》《备急》《大观》《政和》并作"露蜂房"。

[18] 得龙骨治泄精:此六字《备急》《大观》《政和》并无。

[19] 蜚虻:《真本》作"飞虫",《新雕》《大观》《政和》并作"蜚蠊",《备急》作"蜚虫"。

[20] 蜚廉:《真本》作"飞廉"。

[21] 矾石:《真本》作"樊火"。

［22］鳝鱼甲：《真本》作"鼍甲"，《医心方》作"鳝甲"。

［23］甘遂：《政和（旧注）》位置于"芫花"下。

［24］白及：《政和（旧注）》于其下有"附子"两字。

［25］杀茛荛毒：《新雕》《备急》《大观》并于其下有"漆毒"两字。

［26］白马茎得火良：此六字《真本》《新雕》《备急》《大观》《政和》《医心方》并无。

［27］下：《医心方》作"虫下"。

［28］畏大黄：《真本》于其下有"甘草"两字，《备急》于其下有"恶甘草"三字。

［29］蛇蜕：《真本》作"蛇脱"。

［30］少熬之良：此四字《真本》《新雕》《备急》《大观》《政和》《医心方》并无。

［31］地胆：《医心方》作"蛇胆"。

［32］天鼠矢：《新雕》《备急》并作"天鼠粪"。

［33］丹：《真本》无，《新雕》《备急》《大观》《政和》并作"丹参"。结合文义，可知此处当有脱文。今据补。

［34］恶肤青、豆花：《真本》《新雕》《备急》《大观》《政和》并无"豆花"两字，《医心方》无此五字。

【原文】

果上：

大枣杀乌头毒。

下[1]：

杏核[2]得火良，恶黄耆[3]、黄芩、葛根、胡粉、蘘草，解锡毒[4]。

菜上[5]：

冬葵子黄芩为之使。

葵根[6]解蜀椒毒。

米食上[7]：

麻【蕡】麻【子】[8]畏牡厉[蛎]、白薇，恶茯苓。

中[9]：

大豆黄卷[10]恶五参、龙胆，得前胡、乌喙、杏人、牡厉[蛎]良，杀乌头毒[11]。

大麦 食蜜[12]为之使。

豉[13] 杀六畜胎子毒。

右壹百卌壹种[14]，有【相制】使[15]，其余皆无[16]。

【校勘】

[1] 下：《医心方》作"果下"。

[2] 杏核：《真本》《政和（旧注）》作"杏核人"，《新雕》《备急》《大观》《政和》并作"杏人"。

[3] 黄耆：《政和（旧注）》位置于"黄芩"下。

[4] 胡粉、蘘草，解锡毒：《新修》《新雕》《备急》《大观》《政和》《医心方》并作"解锡、胡粉毒，畏蘘草"。《政和（旧注）》作"解锡毒，畏蘘草"。

[5] 菜上：《新雕》《大观》《政和》并作"菜上部"。另其上原有"中大豆黄卷"五字，字上有删除符号，故删除后录文。

[6] "葵根"及以下共六字：《新雕》《大观》《政和》《医心方》并无。

[7] 米食上：《新雕》《大观》《政和》并作"米上部"，《医心方》作"米上"。

[8] 麻蕡麻子：原卷残损，据《新修》《真本》《新雕》《备急》《大观》《政和》《医心方》补。

[9] 中：《医心方》作"米中"。

[10] 大豆黄卷：《新雕》《备急》《大观》《政和》并作"大豆及黄卷"。

［11］杀乌头毒：此四字《新修》《政和（旧注）》并无。

［12］食蜜：《大观》《政和》并无"食"字。

［13］"豉"及以下共七字：《真本》《新雕》《备急》《医心方》并无。《备急》于其下有"酱杀药毒火毒"六字。《大观》《政和》并作"豉"，下注"臣禹锡等谨按蜀本草药对云杀六畜胎子毒"。

［14］右壹百卌壹种：《真本》《新雕》《备急》《医心方》并作"右一百四十一种"，《大观》《政和》并作"右二百三十一种"。

［15］有相制使：原卷残损，据《真本》《备急》《大观》《政和》补。

［16］其余皆无：《备急》于其下有"故不备录"四字。

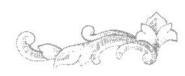

参考文献

【古籍】

[1] 司马迁:《史记》,中华书局,2011。

[2] 司马迁撰,裴骃集解,司马贞索引,张守节正义:《史记三家注》,广陵书社,2014。

[3] 班固:《汉书》,颜师古注,中华书局,1964。

[4] 张仲景撰,王叔和撰次:《伤寒论》,钱超尘、郝万山整理,人民卫生出版社,2005。

[5] 张仲景:《伤寒论校注》,刘渡舟主编,人民卫生出版社,2013。

[6] 陈寿:《三国志》,中华书局,2011。

[7] 范晔:《后汉书》,李贤等注,中华书局,1965。

[8] 刘义庆:《世说新语》,钱振民点校,岳麓书社,2015。

[9] 宗懔:《荆楚岁时记》,宋金龙校注,山西人民出版社,1987。

[10] 陶弘景:《本草集注序录》(影印敦煌本),郭秀梅主编,真柳诚监修,学苑出版社,2013。

[11] 陶弘景:《名医别录》,尚志钧辑校,人民卫生出版社,1986。

[12] 姚思廉:《梁书》,中华书局,1973。

[13] 巢元方:《诸病源候论》(影印宋刊本),北京科学技术出版社,2016。

[14] 巢元方:《诸病源候论校注》,丁光迪主编,人民卫生出版社,2013。

[15] 刘知幾:《史通》,张三夕、李程评注,凤凰出版社,2013。

[16] 陆羽:《茶经》,于良子注释,上海古籍出版社,2011。

[17] 苏敬等:《新修本草》(影印纂喜庐本),群联出版社,1955。

[18] 苏敬等:《新修本草》(影印罗振玉本),上海古籍出版社,1985。

[19] 孫思邈:《東洋醫學善本叢書:新雕孫真人千金要方》(附古抄本真本千金方),オリエント出版社,1989。

[20] 孫思邈:《新雕孫真人千金方校注》,曾凤校注,学苑出版社,2012。

[21] 孫思邈:《备急千金要方》,高文柱、沈澍农校注,华夏出版社,2008。

[22] 孫思邈:《备急千金要方校释》,李景荣等校释,人民卫生出版社,2014。

[23] 孫思邈:《千金翼方校释》,李景荣等校释,人民卫生出版社,1998。

[24]《黄帝内经素问》,王冰注,人民卫生出版社,1963。

[25] 王焘:《外台秘要》,载曹洪欣主编《海外回归中医古籍善本集萃》(第9~11册),中医古籍出版社,2005。

[26] 杨上善:《黄帝内经太素》,萧延平校正,王洪图、李云点校,科学技术文献出版社,2000。

[27] 刘昫等:《旧唐书》,中华书局,1982。

[28] 朱熹:《四书集注》,陈戍国标点,岳麓书社,2004。

[29] 欧阳修、宋祁等:《新唐书》,中华书局,1975。

[30] 李昉等:《太平御览》(第一册),夏剑钦、王异斋校点,河北教育出版社,1994。

[31] 太平惠民和剂局:《太平惠民和剂局方》,刘景源点校,人民卫生出版社,1985。

[32] 唐慎微:《经史证类大观本草》(中华再造善本卷八),艾晟刊订,北京图书馆出版社,2004。

[33] 唐慎微:《重修政和经史证类备用本草》(影印本),人民卫生出

[34] 沈括:《梦溪笔谈》,上海书店出版社,2003。

[35] 周守忠:《历代名医蒙求》,齐鲁书社,2013。

[36] 脱脱等:《宋史》,中华书局,1982。

[37] 罗天益:《卫生宝鉴》,武文玉、孙洪生校注,中国医药科技出版社,2011。

[38] 高濂:《遵生八笺》,王大淳点校,浙江古籍出版社,2017。

[39] 陈嘉谟:《本草蒙筌》,陆拯、赵法新点校,中国中医药出版社,2013。

[40] 李时珍:《〈本草纲目〉研究》,刘衡如、刘山永、钱超尘、郑金生编著,华夏出版社,2009。

[41] 刘文泰:《本草品汇精要》(影印本),商务印书馆,1936。

[42] 李中梓:《雷公炮制药性解》,钱允治订正,金芷君校注,包来发审阅,中国中医药出版社,1998。

[43]《神农本草经》,顾观光辑佚,湖南科学技术出版社,2008。

[44]《神农本草经》,孙星衍、孙冯翼辑佚,科学技术文献出版社,1996。

[45] 章楠:《医门棒喝》,中国医药科技出版社,2011。

[46]《本草便读》,张秉成,山西科学技术出版社,2015。

[47] 丹波康赖:《医心方》,高文柱校注,华夏出版社,2011。

【专著】

[1] 蔡永敏:《中药药名辞典》,中国中医药出版社,1996。

[2] 曹书杰:《中国古籍辑佚学论稿》,东北师范大学出版社,1998。

[3] 曹之:《中国古代图书史》,武汉大学出版社,2015。

[4] 常建华:《岁时节日里的中国》,中华书局,2006。

[5] 陈国灿、刘安志:《吐鲁番文书总目》(日本收藏卷),武汉大学出版社,2005。

［6］陈寅恪:《金明馆丛稿初编》,三联书店,2001。

［7］陈垣:《史讳举例》,中华书局,2012。

［8］陈增岳:《隋唐医用古籍语言研究》,广东科技出版社,2006。

［9］陈增岳:《敦煌古医籍校正》,广东科技出版社,2008。

［10］丛春雨:《敦煌中医药全书》,中医古籍出版社,1994。

［11］窦怀永:《敦煌文献避讳研究》,甘肃教育出版社,2013。

［12］段逸山:《段逸山举要医古文》,天津科学技术出版社,2010。

［13］孟诜:《敦煌石室古本草》,范凤源订正,新文丰出版公司,1976。

［14］范行准:《本草集注序录一卷》,群联出版社,1955。

［15］郭在贻:《敦煌变文集校议》,载《郭在贻全集》(第二卷),中华书局,2002。

［16］贺昌群:《贺昌群文集(第一卷):史学丛论》,商务印书馆,2003。

［17］黑维强:《敦煌吐鲁番社会经济文献词汇研究》,民族出版社,2010。

［18］黄征:《敦煌俗字典》,上海教育出版社,2005。

［19］姜亮夫:《敦煌学论文集》,上海古籍出版社,1978。

［20］姜亮夫:《敦煌学概论》,北京出版社,2004。

［21］刘文典:《淮南鸿烈集解》,中华书局,2022。

［22］龙伯坚:《现存本草书录》,人民卫生出版社,1957。

［23］罗振玉:《敦煌石室碎金》,东方学会,1924。

［24］罗振玉:《雪堂类稿·乙·图籍序跋》,肖文立校,辽宁教育出版社,2003。

［25］罗振玉:《雪堂校刊群书叙录》(影印本),江苏广陵古籍刻印社,1998。

［26］吕亚虎:《战国秦汉简帛文献所见巫术研究》,科学出版社,2010。

［27］马继兴:《敦煌古医籍考释》,江西科学技术出版社,1988。

[28] 马继兴：《马王堆古医书考释》，湖南科学技术出版社，1992。

[29] 马继兴：《神农本草经辑注》，人民卫生出版社，1995。

[30] 马继兴：《敦煌医药文献辑校》，江苏古籍出版社，1998。

[31] 马继兴：《马继兴医学文集 1943—2009》，中医古籍出版社，2009。

[32] 马继兴：《中国出土古医书考释与研究》（中卷），上海科学技术出版社，2015。

[33] 马王堆汉墓整理小组：《马王堆汉墓帛书》（肆），文物出版社，1985。

[34] 裘锡圭：《长沙马王堆汉墓简帛集成》，中华书局，2014。

[35] 荣新江：《敦煌学十八讲》，北京大学出版社，2001。

[36] 荣新江：《吐鲁番出土文书总目（欧美收藏卷）》，武汉大学出版社，2007。

[37] 尚志钧：《神农本草经辑注》，学苑出版社，2008。

[38] 尚志钧辑校：《食疗本草考异本》，安徽科学技术出版社，2003。

[39] 尚志钧、尚元胜辑校：《本草经集注（辑校本）》，人民卫生出版社，1994。

[40] 尚志钧辑佚：《新修本草（辑复本第二版）》，安徽科学技术出版社，2005。

[41] 尚志钧：《本草人生——尚志钧本草论文集》，中国中医药出版社，2010。

[42] 上海中医学院医古文教研组：《古代医学文选》，上海科学技术出版社，1980。

[43] 沈澍农：《中医古籍用字研究》，学苑出版社，2007。

[44] 沈澍农：《敦煌吐鲁番医药文献新辑校》，高等教育出版社，2016。

[45] 孙猛：《日本国见在书目录详考》，上海古籍出版社，2015。

[46] 王重民：《敦煌古籍叙录》，中华书局，1979。

［47］王淑民：《英藏敦煌医学文献图影与注疏》，人民卫生出版社，2012。

［48］王家葵、张瑞贤：《神农本草经研究》，北京科学技术出版社，2001。

［49］王家葵：《本草经集注（辑复本）》，凤凰出版社，2023。

［50］王力：《王力古汉语字典》，中华书局，2015。

［51］王启兴：《校编全唐诗》，湖北人民出版社，2001。

［52］吴承学：《中国古代文体形态研究（第3版）》，北京大学出版社，2013。

［53］谢海洲、马继兴、翁维健、郑金生辑佚：《食疗本草》，人民卫生出版社，1984。

［54］徐朝东：《将藏本〈唐韵〉研究》，北京大学出版社，2012。

［55］严健民：《五十二病方注补译》，中医古籍出版社，2005。

［56］袁珂：《山海经校注》，北京联合出版公司，2014。

［57］张小艳：《敦煌书仪语言研究》，商务印书馆，2007。

［58］张涌泉：《敦煌俗字研究导论》，新文丰出版公司，1996。

［59］张涌泉：《敦煌经部文献合集》（全十一册），中华书局，2008。

［60］张涌泉：《敦煌写本文献学》，甘肃教育出版社，2013。

［61］张涌泉：《敦煌俗字研究（第二版）》，上海教育出版社，2015。

［62］张涌泉：《汉语俗字研究》，商务印书馆，2016。

［63］赵红：《敦煌写本汉字论考》，上海古籍出版社，2012。

［64］赵健雄：《敦煌医粹——敦煌遗书医药文选校释》，贵州人民出版社，1988。

［65］《食疗本草译注》，郑金生、张同君译注，上海古籍出版社，1992。

［66］郑金生：《药林外史》，广西师范大学出版社，2007。

［67］周一谋、肖佐桃：《马王堆医书考注》，天津科学技术出版社，1988。

【国外专著】

[1] 本草图书刊行会:《仁和寺本新修本草残卷》(六册,附中尾万三《唐新修本草の解说》),便利堂,1936—1937。

[2] 冈西为人:《重辑新修本草》,中国医药研究所,1964。《中国本草全书》第四册全文影印收入该书。

[3] 吉川忠夫:《敦煌秘籍影片册(1)》,杏雨书屋,2009。

[4]《神农本草经》,森立之辑,早稻田大学藏。

[5]《本草经集注》(共七册),森立之辑,郭秀梅、王少丽整理,学苑出版社,2003。

[6] 小田义久:《大谷文书集成(第三卷)》,法藏馆,1984。

[7] 小曾户洋:《中国医学古典与日本——书志与传承》,塙书坊,1996。

[8] 丹波康赖:《医心方》(影印本,浅仓屋藏板),人民卫生出版社,1955。

[9] 丹波元胤:《医籍考》,郭秀梅、冈田研吉整理,学苑出版社,2007。

【论文】

[1] 曹瑛:《中医食疗发展史简介》,《中国民间疗法》2001年第9卷第3期,第46-47页。

[2] 陈明:《敦煌写本本草集注序录·比丘含注戒本书评》,载《敦煌吐鲁番研究》(第四卷),北京大学出版社,1999,第624-628页。

[3] 陈陑:《吐鲁番出土中医药文书研究》(硕士学位论文),南京中医药大学,2014。

[4] 陈湘萍:《敦煌残卷〈新修本草〉文献学考察》,《上海中医药杂志》1988年第2期,第39-41页。

[5] 陈晓迪:《食疗类本草古籍的历史考察》,中国中医科学院硕士

论文,2008。

[6] 戴志勋:《食疗本草之研究》,《真知学报》1943年第2期,第43-48页。

[7] 段晓华、曾凤:《〈新雕孙真人千金方〉俗字特点研究》,《北京中医药大学学报》2013年第9期,第592-594页。

[8] 段逸山:《殷渊源与殷仲堪》,《上海中医药杂志》2006年第4期,第10页。

[9] 董作宾:《认识YH127坑出土的甲骨文特色——"武丁十甲"》,载杨新华、刘兴林主编《甲骨文与南京》,南京出版社,2009,第76页。

[10] 范登脉、赖文:《俗字研究在〈太素〉整理中的应用》,《医古文知识》1998年第2期,第26-27页。

[11] 范登脉:《俗字研究在古医籍整理中的应用》,《中华医史杂志》2000年第3期,第26-27页。

[12] 范登脉:《古医籍同形俗字校读五则》,《南京中医药大学学报(社会科学版)》2004年第2期,第103-106页。

[13] 范新俊:《敦煌遗书〈食疗本草〉残卷初探》,《甘肃中医》1991年第4卷第3期,第37-38页。

[14] 范行准:《敦煌石室六朝写本本草集注考》,载段逸山主编《中国近代中医药期刊汇编》,上海辞书出版社,2012,第5辑第12册第299页、第470页、第13册第28页。

[15] 伏俊琏、马骧:《构建写本文献学理论体系的重要基石——读张涌泉教授〈敦煌写本文献学〉》,《浙江社会科学》2014年第11期,第152-154页。

[16] 伏琏俊:《写本与写本学》,《古典文学知识》2020年第5期,第108-114页。

[17] 郭丽娃:《试论唐代食疗学的发展》,《北京联合大学学报》1994年第1期,第67-71页。

[18] 郝春文:《敦煌写本学与中国古代写本学》,《中国高校社会科学》2015年第2期,第67-74页。

[19] 侯详川:《中国食疗之古书》,《中华医学杂志》1936年第11期,第1015-1026页。

[20] 姜亮夫:《海外敦煌卷子经眼录》,载姜亮夫《敦煌学论文集》,上海古籍出版社,1978,第24页。

[21] 梁茂新:《本草集注写本年代考异》,《中华医史杂志》1983年第13卷第3期,第181-182页。

[22] 梁茂新、范颖:《宋代以前〈本草经集注〉七情内容的传变》,《中华中医药杂志》2008年第10期,第864-867页。

[23] 林娜、高晓山:《七情表再校》,《中华医史杂志》1990年第4期,第244-246页。

[24] 刘敬林:《敦煌文献〈食疗本草〉补校》,《中医文献杂志》2007年第1期,第30-32页。

[25] 陆曼炎:《中国的食治与食疗本草》,《新中医药》1956年7月。

[26] 罗福颐:《西陲古方技残卷汇编》,《中华医史杂志》1953年第1期,第27-30页。

[27] 马继兴:《古本草序录"七情表"所载〈本经〉佚文考》,载《马继兴医学文集》,中医古籍出版社,2009,第608-615页。

[28] 聂鸿音:《从药名异译论西夏医方的性质》,《中华文史论丛》2014年第3期,第55-69页。

[29] 彭馨、胡翠华:《敦煌医药文献中的造字现象》,《科教文汇》2014年第22期,第142-143页。

[30] 钱婷婷、沈澍农:《法藏敦煌中医药卷子"斗""升"辨》,《中国中医基础医学杂志》2012年第18卷第4期,第365-366页。

[31] 却丽萍:《中国古代饮食养生发展概略》,《亚太传统医药》2007年第4期,第27-29页。

[32] 尚志钧:《〈神农本草经〉佚文考》,《哈尔滨中医》1961年第4

期,第 61－63 页。

[33] 尚志钧:《〈神农本草经〉七情考》,《安徽中医学院学报》1985 年第 3 期,第 53－55 页。

[34] 尚志钧:《敦煌出土〈本草经集注序录〉的考察》,《中华中医药杂志》1986 年第 1 卷第 2 期,第 40－41 页。

[35] 尚志钧:《敦煌本〈本草经集注〉和〈证类本草〉引陶隐居序的考察》,《中华医史杂志》1988 年第 18 卷第 1 期,第 124－126 页。

[36] 尚志钧:《〈证类本草〉陶序和〈名医别录〉历史关系之辨析》,《中华医史杂志》1994 年第 24 卷第 1 期,第 38－40 页。

[37] 尚志钧:《〈本草经〉"七情药例"考》,《中医文献杂志》1996 年第 4 期,第 1－3 页。

[38] 沈澍农:《古医籍俗体字的产生与辨识》,《北京中医药》1993 年第 5 期,第 12－14 页。

[39] 沈澍农:《〈本草集注·序录〉文本辨正》,《医古文知识》1996 年第 4 期,第 23－26 页。

[40] 沈澍农:《敦煌医药文献 P.3596 若干文字问题考证》,《南京中医药大学学报》2003 年第 2 期,第 101 页。

[41] 沈澍农:《敦煌医药卷子 S.1467 文献校正》,《南京中医药大学学报》2005 年第 6 卷第 4 期,第 202－206 页。

[42] 孙海燕:《张仲景医籍俗字研究》(硕士学位论文),西南大学,2011。

[43] 孙孝忠、丁春:《中医古籍的俗字研究》,《福建中医学院学报》2009 年第 1 期,第 51－53 页。

[44] 孙兆杰:《敦煌汉文中医药文献俗字研究》(硕士学位论文),广州中医药大学,2012。

[45] 谭真:《敦煌本〈食疗本草〉残卷初探》,载《1983 年全国敦煌学术讨论会文集》,甘肃人民出版社,1987,第 389－405 页。

[46] 滕越:《桃符避邪源流考》,《史林》1993 年第 3 期,第 95－96 页。

[47] 王春艳:《浅论仁和寺本〈太素〉的俗字研究方法》,《医古文知识》2002年第3期,第27-29页。

[48] 王丁:《柏林吐鲁番特藏中的一件出自交河的汉文摩尼教文书》,载高田时雄主编《唐代宗教文化与制度》,北京教育出版社,2007,第50页。

[49] 王国维:《食疗本草残卷跋》,载罗振玉《敦煌石室碎金》,东方学会,1924。

[50] 王杏林:《跋敦煌本〈黄帝明堂经〉》,《敦煌研究》2012年第6期,第80-84页。

[51] 王兴伊、于业礼:《出土黄帝明堂经残卷校释》,《敦煌研究》2016年第4期,第91-96页。

[52] 王亚丽:《敦煌写本张仲景〈五脏论〉用字考》,《中医研究》2011年第6期,第75-77页。

[53] 王亚丽:《敦煌写本为中古用字提供书证例考:以敦煌写本医籍为中心》,《求索》2011年第2期,第194-196页。

[54] 王亚丽:《出版史上抄写书卷特点探赜——以敦煌医籍写本为例》,《中国出版》2012年第2期,第60-62页。

[55] 杨扶德:《敦煌遗书〈新修本草〉残卷原植物考订》,《甘肃中医》2000年第5期,第7-10页。

[56] 叶红璐、余欣:《敦煌吐鲁番出土〈本草集注〉残卷研究述评》,《中医研究》2005年第18卷第6期,第57-60页。

[57] 叶橘泉:《中医食疗史文献考》,《中医杂志》1985年第3期,第72-74页。

[58] 虞舜、王家葵:《论两种朱墨分书本草残卷的文献学价值》,《南京中医药大学学报(社会科学版)》1999年第15卷第2期,第101-103页。

[59] 虞舜:《〈新修本草〉所据〈本草经集注〉底本的有关问题》,《南京中医药大学学报(社会科学版)》2003年第4卷第3期,第

166-168页。

［60］虞万里：《敦煌摩尼教〈下部赞〉写本年代新探》，《敦煌吐鲁番研究（第一卷）》，1996，第37-46页。

［61］俞雪如：《中医学食养、食治、药膳的起源与发展史》，《中药材》2002年第25卷第5期，第359-362页。

［62］俞为洁：《对勾践"以丹书帛"的理解》，载葛立成主编《我们与时代同行——浙江省社会科学院论文精选2006—2010年（哲学、历史、文化专辑）》，浙江大学出版社，2014，第195-208页。

［63］袁浩：《关于中医食疗古籍文献研究的思考》，《中国中医药信息杂志》1996年第3卷第5期，第44-48页。

［64］张海波：《中医食疗之源流探讨》，《浙江中医学院学报》2002年第26卷第2期，第18-36页。

［65］张颔：《侯马东周遗址发现晋国朱书文字》，载《张颔学术文集》，中华书局，1995，第62-65页。

［66］张桐君：《"七情表"对辑复〈神农本草经〉的意义》，《浙江中医杂志》1988年第12期，第328-330页。

［67］张显成：《〈马王堆古医书考释〉补正》，载《湖南省博物馆四十周年纪念论文集》，湖南教育出版社，1996，第92-102页。

［68］张晓红：《千门万户曈曈日，总把新桃换旧符——宋代桃符》，《文史知识》2014年第1期，第75-79页。

［69］张小艳：《稽古寻例三十载，写本文献铸成学——读〈敦煌写本文献学〉》，《敦煌学辑刊》2014年第4期，第171-180页。

［70］张小艳：《〈敦煌医药文献真迹释录〉校读记》，《敦煌吐鲁番研究》第17卷，第5-24页。

［71］赵健雄：《〈新修本草〉及其敦煌残卷考析》，《山西中医》1988年第4卷第1期，第17-18页。

［72］中国社会科学院考古研究所、日本奈良国立文化财研究所：《汉长安城桂宫四号建筑遗址发掘简报》，《考古》2002年第1期，第

3-15页。

[73] 朱中翰:《敦煌石室古本草之考察》,《浙江省立图书馆刊》1935年第4卷第5期,第1-6页。

【国外论文】

[1] 渡边幸三:《食疗本草的书志学研究》,《日本医学史杂志》1949年第3期。

[2] 渡边幸三:《中央亚细亚出土的本草集注残简文献学的研究》,原载日本《东洋医学会志》第5卷第4号,1955年3月;储天任节译,发表于《上海中医药杂志》1957年11月号,第40-42页。

[3] 渡边幸三:《罗振玉敦煌本本草集注序录跋的商榷》,王有生节译,《医学史与保健组织》1957年第4号,第310-312页。

[4] 冈西为人:《关于复原新修本草之考察》,冯作民译,那琦校正,附于《重辑新修本草》后,中国医药研究所,1964,第15页。

[5] 宫下三郎:《敦煌本の本草医书》,载池田温主编《讲座敦煌》(五),大东出版社,1992,第487-506页。

[6] 黑田源次:《中央亚细亚出土医书四种》,万斯年译,载《唐代文献丛考》,商务印书馆,1947,第134页。

[7] 三木荣:《西域出土医药关系文献联合解说目录》,《东洋学报》1964年第47卷第1期,第1-25页。

[8] 藤枝晃:《吐鲁番出土佛典研究——高昌残影释录》,法藏馆,1978,第57页。

[9] 小川琢治:《本草学的起源及神农本草经》,郑师许译,《科学月刊》1930年第二卷第78期,第113-129页。

[10] 岩本笃志:《唐朝の医事政策と『新修本草』:李盛铎将来本序例を手がかりとして》,《史学杂志》2005年第6期,第1046-1070页。

[11] 真柳诚:《3卷本『本草集注』と出土史料》,《日本医史学杂志》1993年第39卷第1期,第26-28页。